Publishroom
*www.publishroom.com*

ISBN : 979-10-236-0896-0

Steve Veins

# Thérapie Sport

## « RÉUSSISSEZ VOTRE BIEN-ÊTRE »

## SPORT-MENTAL-NUTRITION

publishroom

*"Tout propos dans ce livre est donné uniquement à titre informatif et éducatif. Son contenu ne doit jamais se substituer à un avis médical professionnel, que ce soit un diagnostic ou un traitement préconisé."*

*Dédicaces*

*À mes proches qui me soutiennent et contribuent à mon épanouissement dans la réalisation de cet ouvrage. Mais aussi à toute l'équipe de www.publishroom.com qui a grandement aidé à concevoir ce livre.*

# Table des matières

# Préface

Sommes-nous à l'écoute ? bien souvent nous le sommes, mais nous n'entendons pas !

Alors vous me direz : « mais à l'écoute de quoi ? », je vous répondrai simplement : « de vous-même ! » ; et vous pourriez me répondre très directement : « Mais quel est encore ce discours simpliste et moralisateur ! »

Eh bien, je ne m'aventurerai pas le moins du monde sur cette voie fort hasardeuse.

Par contre, vous éveiller, faire un constat sur notre capacité à nous adapter à une certaine forme de bien-être dans la société moderne.

Celle-ci nous emmène vers une régression intellectuelle, physique et morale de cet « Homo-Erectus » qui tend à diriger l'homme à la perdition, et oublier bon nombre de ses sens. Fort de mon expérience de sportif et de préparateur physique, je confirme que beaucoup d'entre nous, à commencer par moi, peuvent tomber dans les abysses du « superficiel ».

Qu'avons-nous à perdre ? Rien que nous-mêmes, avec notre conscience !

Je vous propose de poursuivre à mes côtés cette pensée constructive et désireuse de vous offrir ce que vous méritez, ce que vous acquerrez, pour beaucoup, ce que vous retrouverez, la valeur essentielle du « MOI ».

Eh oui, cet oubli de soi, face au superficiel et la peur d'être à la vue de l'autre, du toujours « paraître », nous empêche de ressentir nos vraies émotions, sensations, tant sur le corps que l'esprit.

Il y a bien des années que je pensais écrire pour continuer mon travail de transmission, de plaisir, d'une réelle jouissance à voir dans le regard de l'autre, l'acceptation et la réussite. La prise de conscience à être en accord avec sa nature, pour mieux s'adapter à l'environnement et son prochain.

Il y a bien des façons de pratiquer un recentrage sur soi, le corps et l'esprit de l'expression anglo-saxonne « Mind & Body » sont indissociables, et fonctionnent ensemble dans les deux sens pour l'intégrité de l'individu.

Vous l'avez compris, je vous dirige, vers la Thérapie sport, les activités Gymniques.

La vie est mouvement, notre mobilité ne s'arrête pas à un vulgaire corps rempli d'os, de chair, de tendons, de plasma sanguin, cela s'étend bien au-delà de notre système neuro-synaptique, nous touchons à notre conscience, et ce fameux « centrage ».

Je m'adresse à tous ceux et à toutes celles qui souhaitent découvrir et/ou redécouvrir les vraies sensations du corps et de l'esprit, tout particulièrement aux non-sportifs. Vous constaterez très certainement que vous vous faisiez une mauvaise idée du terme « sportif » basée sur l'inaccessible et le haut niveau.

Je vais vous donner l'envie de pratiquer, sans être à l'échec pour finir par baisser les bras, nous verrons et apprendrons qu'un échec, est positif pour votre réussite future, je dirais même, immédiat, c'est une question de point de vue.

En outre, cet ouvrage est d'abord et avant tout l'élément déclencheur de votre bien-être, le déclic à la thérapie sport que vous vous devez de vous accorder coûte que coûte.

Certains vous diront, « j'ai fumé toute ma vie, je n'ai jamais eu de cancer » ou encore « je ne fais pas sport, je n'ai pas problème santé, et je me sens très bien comme ça ! »

Eh bien oui, ils ont l'air d'être comblés et suffisants, et je serai honnête avec vous, ils ont le droit, et ils ont tort ! Car rappelez-vous bien de ceci : « nous avons toujours le choix » (certes pour certains il sera plus restrictif), faire de nouvelles expériences nous conduira à être plus intelligent, une définition de l'intelligence : « Faculté de s'adapter à une situation nouvelle ».

Je resterai le plus simple possible pour les différents chapitres à venir, afin que vous assimiliez l'essentiel sans entrer dans le scientifique.

Ainsi, en commençant par le début, vous serez en possession des fondamentaux pour votre santé. Vous pourrez mieux comprendre les mécanismes de l'être humain sur le plan physiologique et psychologique dans la pratique régulière de l'activité physique.

Les pièges de l'abandon et du déni seront évités et vous pourrez personnaliser l'entraînement et optimiser votre bien-être.

Bonne lecture à vous et gagnez votre liberté.

# 1. Ce qui change lors de la pratique du sport

L'activité physique a énormément d'avantages pour votre santé, elle peut vous aider à atteindre et à maintenir un poids corporel sain, à réduire le risque de fractures osseuses.

Si par exemple vous souffrez d'ostéoporose et que vous souhaitiez réduire le risque de nombreuses autres maladies comme le cancer et les maladies cardiaques, pratiquer une activité physique est sécuritaire.

Dans tous les cas, il est fortement recommandé de consulter des professionnels de santé qualifiés en lien avec la sphère « Sport », médecins de famille et/ou du sport, préparateur physique, diététiciens ou nutritionnistes.

En effet, une pratique induisant un changement de vie, sur le plan énergétique, physiologique et métabolique n'est pas anodine. Que nous soyons sédentaires, actifs, ou même déjà sportifs, je parle du changement qui va casser vos habitudes et vous permettre de progresser vers un autre stade du bien-être.

## Qu'est-ce que la condition physique?

Faire du « Fitness » signifie être capable d'effectuer une activité physique. Mais aussi avoir l'énergie et la force de se sentir aussi bien que possible.

Acquérir une meilleure forme, même une pratique modérée peut améliorer votre santé.

Vous n'aurez pas besoin d'être un athlète pour être en forme. Une marche rapide d'une demi-heure tous les jours peut vous aider à atteindre un bon niveau de forme physique.

Et si cela vous est délicat, vous pouvez travailler pour atteindre un niveau de forme qui vous aide à vous sentir mieux en ayant plus d'énergie.

## Les avantages de la condition physique

Cela vous aidera à vous sentir mieux et à avoir plus d'énergie pour le travail et les loisirs.

Vous vous sentirez capable de faire plus de choses comme jouer avec votre famille, jardiner, danser ou faire du vélo. Ainsi, enfants, adolescents et adultes en forme pourront avoir plus d'énergie et se concentrer davantage à l'école.

Lorsque vous êtes actif et en forme, vous brûlez plus de calories, même lorsque vous êtes au repos. Et cela vous permet de faire plus d'exercice sans trop de travail, mais surtout de vous aider à gérer votre poids.

Améliorer votre condition physique est bon pour votre cœur, vos poumons, vos os, vos muscles et vos articulations. On réduit le risque de chutes, de crises cardiaques, de diabète, d'hypertension artérielle et de certains cancers.

Si vous aviez déjà un ou plusieurs de ces problèmes, il n'est jamais trop tard pour vous mettre en forme cela vous aidera à contrôler d'autres problèmes de santé et à vous sentir mieux.

Être plus en forme peut réguler favorablement votre sommeil, et mieux gérer le stress et à garder votre esprit en éveil.

## Le début de la prise de conscience

Lorsque nous arrivons au monde, nous avons les fameux petits cris du bébé tant attendus, signes d'un bon départ et d'une respiration entraînant des réponses mécaniques et physiologiques qui évoluent très rapidement.

En effet, la respiration est un processus entraînant d'autres réponses sur notre personne induisant la vie ; oui, la vie est « mouvement », toute notre vie durant, nous nous adapterons à notre environnement grâce à des processus internes et physiologiques contrôlés, et d'autres non contrôlés, mais non moins bien rodés par le corps humain.

Ces changements adaptatifs seront sollicités, d'autant plus, lors du début de tout exercice de la vie courante de tous les jours, avec de petites alertes qui nous interpellent.

Oui, mais attention ! Sommes-nous honnêtes avec nous-mêmes ? Ou bien avons-nous un ego démesuré au point de ne pas nous mettre en situation de pseudo faiblesse ; en cherchant la plupart du temps à nous économiser pour ne plus ressentir cette forme d'échec.

Mesdames, Mesdemoiselles, Messieurs, la panoplie de « Super Sédentaire » est disponible à tous les coins de rue !!!

Voitures, ascenseurs, escalators, cigarette, caféine, alcool, *junk food*, sucres, édulcorants, *geek* attitudes, stress et pressions professionnelles... la liste est encore longue, autant de facteurs qui vont générer des maladies et pathologies chroniques (diabète, obésité, essoufflements, maladies respiratoires, dépressions, palpitations cardiaques, troubles du sommeil, infarctus, allergies diverses, psoriasis...).

Avez-vous remarqué sur un proche, ou vous-même à un moment donné de votre journée, avoir du mal à respirer, vous accélérez le pas pour ne pas manquer le bus, et de manière étonnante, vous ressentez de forts essoufflements avec la sensation réelle de sentir votre cœur battre si fort, qu'il aurait envie de sortir de la poitrine ; et ces battements ne cessent durant quelques minutes, et ils vous sembleront interminables.

Ou bien encore, une lombalgie chronique dit la maladie du siècle, désignant tout simplement le mal de dos, ce que ne manquera pas de vous expliquer votre médecin quand il aura du mal à justifier exactement ce qui ne va pas, il faut dire que les raisons peuvent être multiples. Vous vous baissez pour ramasser vos clefs, et « bing » une décharge soudaine envahit la région dite sacro-lombaire (partie basse de la colonne située à l'étage des lombaires et du sacrum).

Ou bien, vous êtes assis(e) dans votre fauteuil au travail, et vous constatez et ressentez comme une gêne dans le bas du dos, révélant à votre plus grande stupeur la prise de poids sur la taille et les hanches et tirant, comprimant le tissu de votre pantalon, il faudrait une taille en plus !Voici donc quelques petites alertes qui permettent d'avoir conscience de changements internes et immédiats lorsque vous marchez ou accélérez le pas par exemple, d'un point de vue cardiovasculaire, cardio-pulmonaire, ventilatoire et donc circulatoire ; mais aussi sur la charpente osseuse et sur un plan plus superficiel, les tendons et les muscles.

C'est pourquoi, il est important de comprendre dans un premier temps et par des explications simples, quels sont les changements physiologiques propres à tout type d'efforts, mais surtout sportifs, et plus précisément sur les phénomènes adaptatifs immédiats, à moyen et à long terme. Je répondrais à cet adage qui s'applique aisément dans ce cas : « qui peut le plus, peut le moins », en effet, si vous possédez une adaptation à l'effort et de façon répétée sur le long terme, vous pourrez en tirer tous les bénéfices pour la vie de tous les jours. Mais surtout, être préparé à des stress inattendus, à avoir une réponse dite réflexe, et une prise de conscience pour mieux s'adapter à son environnement, mais aussi, sur un problème déjà évoqué par un certain « Sartre », les autres.

Se mouvoir dans la vie de tous les jours paraît une chose fort anodine, puisque pour le plus grand nombre, nous ne pensons pas à notre respiration ou notre fréquence cardiaque, lorsque nous nous levons d'une chaise, lorsque nous marchons, portons, déplaçons de petits objets, même au repos, cette formidable machine qu'est l'être humain est rythmée par des processus physico-chimiques bien rodés.

Cette prise de conscience ou révélation de cette information à votre cerveau se fera lors d'une nouvelle expérience. Un changement induisant un manque, une carence, un effort inadapté découlant d'une mauvaise respiration ; ou bien, d'une forte prise de poids, ou encore d'un rythme ou vitesse soutenue et inhabituelle pour le sujet ; et pour cet exemple je ne parle pas de l'activité sport.

Qu'en est-il effectivement si je pratique une activité sportive, pour commencer, dite modérée ? C'est alors que les choses se compliquent en interne, c'est à ce moment précis que vous vous faites une idée plus précise de qui vous êtes, à un instant « T », une certaine forme de constat, de vérité qui ne trompe pas, suis-je à la ramasse en très peu de temps ? Est-ce que cela passe, mais tout juste ? Ou bien votre ego refoule-t-il absolument la réalité et « je vais bien tout va bien ! » ? Peu importe, on n'échappe pas à ces processus.

Je vous rassure, tout est bien normal, ce sont des réactions adaptatives et donc physiologiques pour certaines incontrôlées, pour d'autres, avec votre concentration et de la pratique, vous arriverez à mieux vous connaître et dépassez vos limites ! Ah oui, j'ai omis de vous dire, « Vous pouvez aller bien au-delà de ce que vous croyez ! », le mieux est de comprendre plus facilement notre fonctionnement.

## Les adaptations cardiovasculaires à l'effort

Lorsque vous faites un effort physique, vous créez des besoins bien supérieurs à ceux au repos et sur un plan cellulaire, on parlera de la « Mitochondrie » la plus petite cellule, le siège de tous les échanges et du traitement de l'énergie nécessaire au mouvement.

Celle-ci aura donc besoin d'un apport supplémentaire d'oxygène ($O_2$) et de nutriments, suite à ce travail, la production de déchets va s'accroître ainsi que du gaz carboné ($CO_2$), notre travail musculaire est demandeur en besoins énergétiques et il produira à son tour des substances de déchets.

En outre, vous aurez des adaptations immédiates (à court terme), le besoin de la cellule se traduit par une vasodilatation, soit un débit supérieur du volume sanguin retournant au cœur et aux poumons, vous entendrez parler alors de « niveau périphérique ».

Puis, vous aurez sur « le plan central », votre fréquence cardiaque qui augmente immédiatement à l'effort avec l'augmentation du volume d'éjection systolique d'environ 50%, ceci dû à la hausse de l'énergie contractile du myocarde, nous sommes donc en train de parler d'une des phases de fonctionnement du cœur.

En effet, vous pouvez comparer votre muscle cardiaque à une pompe aspirante et refoulante, qui va permettre au sang hématosé (hématies = cellules remplies d'$O_2$) par les échanges gazeux d'être distribué dans tout le corps, puis de refouler le sang carbonaté (remplis de $CO_2$), vers le filtre pulmonaire.

Il possède trois étapes appelées « révolution cardiaque », d'abord le remplissage des oreillettes (diastole) au repos, puis vient la systole auriculaire (oreillettes), et enfin la systole ventriculaire (départ du sang vers les artères).

Et voici les adaptations à long terme qui nous intéressent fortement et qui seront parmi nos objectifs à atteindre. Grâce à une pratique régulière et progressive, j'insiste, voici les principaux avantages que nous pouvons noter sur le cœur :

- L'augmentation du volume des cavités : résultante de l'activité aérobique, de préférence modérée sur le plan de l'intensité, c'est un facteur important dans la limitation des risques d'infarctus, l'exemple parfait d'un pratiquant d'un sport de force (haltérophilie, force athlétique, musculation…), mais qui ne pratique pas du tout de cardio, celui-ci aura un cœur qui grossira (hypertrophie), mais sans augmenter le volume des cavités, le risque d'un accident vasculaire sera maximal s'il perdure à faire un exercice cardio en continu et à forte intensité, eh oui ! la pompe cardiaque ne peut pas rentrer plus de sang dans ces petites cavités, leur cœur n'est pas prêt pour ce type d'effort.
- L'augmentation de l'épaisseur des parois : c'est ce dont j'expliquais précédemment sur les exercices de force par exemple et qui auront pour effet le phénomène de « pariétalisation » (épaississement des membranes qui revêtent les parois d'une cavité) lors d'une activité anaérobie (sans $O_2$).
- Une augmentation du volume d'éjection systolique au repos, avec incidence positive du point suivant :

o baisse de la fréquence cardiaque ;
o rythme cardiaque plus bas pour un même effort ;
o augmentation de la fréquence cardiaque maximale ;
o augmentation de la vascularisation avec multiplication des capillaires (années d'entraînement).

Je me permets encore une fois d'insister sur l'importance du mot « Équilibre » qui doit régir notre vie, et ici même pour la question cardiaque, nous devrons veiller à avoir un cœur plus musclé (force), avec des cavités plus importantes (activités d'endurance cardiovasculaire).

Vous aurez toujours environ 5 litres de sang dans l'organisme, mais à l'effort vous aurez une vasodilatation de la région sollicitée et une fermeture ou constriction sur les autres. C'est pour cela qu'il est judicieux d'attendre la fin de la digestion d'un repas majeur, car il y aura une vasodilatation au niveau des viscères abdominales, et s'il y a activité physique, vous obtiendrez des troubles digestifs certains dus à un fort appel de sang au niveau abdominal.

Un point important, l'apnée d'effort, c'est-à-dire le fait de bloquer volontairement ou involontairement la respiration, l'intensité de l'effort ou charge va ramener vos viscères abdominales en arrière et vont comprimer la veine cave inférieure du cœur, et là, vous risquez le « Coup de Bélier », lors du relâchement soudain de l'oreillette (surtout pour la valve dite tricuspide) qui est fragile, sur un sujet non entraîné cela peut être catastrophique, le sportif averti supportera bien mieux, mais tout de même, je conseille de limiter.

## Adaptations respiratoires et ventilatoires à l'effort

En 1789, l'éminent biologiste Lavoisier et son confrère Seguin montrent par constatations que l'augmentation de la production d'énergie au niveau du muscle a pour effet une augmentation de la production d'oxygène, mais aussi de la production de dioxyde de carbone.

Leur expérience montre donc que suivant les conditions de l'exercice, les adaptations respiratoires et circulatoires varient, des phénomènes physico-chimiques, nerveux et mécaniques sont sollicités.

Donc, dès le début de l'exercice, la consommation d'oxygène augmente rapidement, puis va ralentir progressivement dans un deuxième temps pour être à un niveau dit « d'état stable ». Ce délai d'adaptation, nécessaire et immédiat de l'oxygène par l'organisme, variera suivant l'intensité (efforts) de l'exercice. Il y aura donc un temps variable selon le niveau et l'entraînement du sujet, pour que ce système se mette en route, et se stabilise s'il y a continuité de l'exercice.Lors de l'arrêt de l'exercice, immédiatement, la consommation d'oxygène diminue rapidement puis plus lentement ; ainsi une valeur de repos sera atteinte dans un temps relatif à l'intensité de l'exercice.

Si celui-ci était trop violent ou bien avec une respiration non adaptée, vous enclenchez alors un Excès de Consommation d'Oxygène Post Exercice appelé E.C.O.P.E, tout comme en économie, lorsque vous empruntez une somme d'argent, il faudra à un moment donner la rembourser, nous parlons alors de « dette ».

En restant le plus simple possible, la dette sera plus importante selon l'intensité de l'effort, surtout si cette même intensité a été trop rapide et/ou couplée à une mauvaise respiration, la dette se dirigera sur différentes filières énergétiques avec ou sans présence d'oxygène, son remboursement se traduira par un délai plus ou moins long, selon l'effort, mais aussi le niveau d'entraînement de la personne.

## Les filières énergétiques

Pour se contracter, le muscle a besoin de l'énergie provenant de la dégradation de l'ATP (adénosine triphosphate). Or, cette molécule se trouve en quantité limitée dans le muscle. Sans son renouvellement, le stock s'épuiserait en quelques secondes et la contraction ne serait plus possible.

L'ATP est un composé phosphoré et une molécule à haut potentiel énergétique, dont la dégradation permet notamment la contraction musculaire. Pour re-synthétiser (reconstruire) cette molécule peu abondante, l'organisme a recours à trois filières énergétiques :

- la filière anaérobie alactique (sans oxygène et sans acide lactique) ;
- la filière anaérobie lactique (sans oxygène et avec acide lactique) ;
- la filière aérobie (avec oxygène).

### La filière anaérobie alactique

Cette filière se fait en l'absence d'oxygène et sans production d'acide lactique. La créatine phosphate, composé phosphoré, peut permettre la re-synthèse d'ATP en l'absence d'oxygène.

Dans cette filière, deux possibilités peuvent permettre la re-synthèse d'ATP.

Les fibres musculaires renferment cinq fois plus de créatine phosphate que d'ATP. En se dégradant, l'ATP peut donner soit de l'ADP (adénosine diphosphate), soit de l'AMP (adénosine monophosphate).

### La filière anaérobie lactique

La dégradation du glucose et celle du glycogène permettent la resynthèse d'ATP en l'absence d'$O_2$, mais avec production d'acide lactique. La dégradation d'une molécule de glucose en l'absence d'oxygène s'appelle la glycolyse.

Le glycogène est une chaîne de molécules de glucose, il peut être stocké dans le foie et dans les muscles. La dégradation du glucose, s'appelle la glycolyse. La dégradation du glucose en l'absence d'oxygène produit de l'acide pyruvique, puis de l'acide lactique.

Cette filière démarre en même temps que la filière anaérobie alactique, mais elle ne devient prépondérante qu'au bout de 20 à 30 secondes. La puissance est conséquente et à puissance maximale, l'arrêt de l'exercice se fait à cause de la hausse de l'acidité, notamment due à une surproduction d'acide lactique empêchant la contraction musculaire. La reconstitution des stocks énergétiques de glucose se fait en 1 heure.

**La filière aérobie**

Elle se déroule en présence d'oxygène d'$O_2$, dans la cellule musculaire (mitochondrie). Elle a en commun avec la filière lactique, toutes les étapes de la glycolyse allant du glucose jusqu'à l'acide pyruvique. Ensuite, l'acide pyruvique se transforme en acétyle-co-enzyme A, puis on entre dans le cycle de Krebs (métabolisme intermédiaire ou acide citrique).

L'ensemble : glycolyse + Cycle de Krebs = Phosphorylation oxydative. L'exercice étant modéré et l'apport d'oxygène suffisant, l'oxydation des lipides et des glucides fournit l'énergie nécessaire à la reconstitution des stocks d'ATP.

**La dette d'oxygène et son remboursement**

Après l'effort, la ventilation et le rythme cardiaque reviennent progressivement vers des valeurs de repos, mais non-immédiatement à l'arrêt de l'exercice. L'essoufflement consécutif à un effort physique est la résultante d'un retard entre l'apport d'oxygène et sa consommation.

Lorsque l'apport d'oxygène est insuffisant, l'organisme contracte un déficit d'$O_2$, il remboursera la dette d'oxygène lors de la récupération, c'est l'essoufflement qui se poursuit au-delà de l'effort.

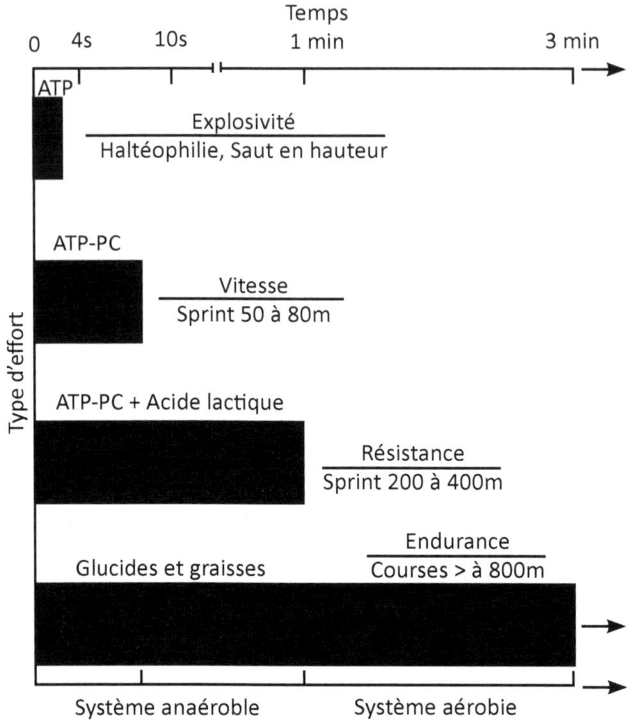


**"Schéma simplifié des filières énergétiques suivant le type d'effort"**

## 2. Faire du sport « définition »

Prenons les choses par leur début en essayant de comprendre le sens et l'origine du mot.

Il est avant tout un mot anglais qui prend sa source dans le mot « disport » signifiant « distraire ou se distraire », lui-même emprunté à notre français avec « desport » se traduisant par « jeu, amusement ».

Voici une première définition moderne du mot :

« *Ensemble des exercices physiques se présentant sous forme de jeux individuels ou collectifs, pratiqués en observant certaines règles précises et sans but utilitaire immédiat.* »

Ou encore selon le dictionnaire français Hachette :

« *Ensemble des disciplines sportives impliquant certaines règles et pratiquées par des amateurs ou des professionnels.* »

Sur le plan historique et dans l'Antiquité classique, les Grecs pratiquaient le « pancrace », une forme de combat gymnique combinant la lutte et le pugilat à poings nus ; il y avait la lutte seule, et donc le « pugilat » traditionnel, un combat à coups de poing armé de lanières de cuir ; la course à pied, le disque et le javelot.

Tous les quatre ans, à « Olympie », les représentants des différentes cités se mesuraient dignement en disputant les jeux que nous connaissons aujourd'hui.

En France, au Moyen Âge, nous avions des activités physiques qui se basaient plutôt sur un entraînement militaire, dans les campagnes et villes nous pratiquions « la soule », une forme de football rudimentaire, au « mail » et à la « paume ».

C'est au cours du XIVe siècle que nous assisterons à la renaissance du sport et plus principalement en Angleterre, avec l'essor des jeux réglementés et grâce à Thomas Arnold (théologien, historien, directeur du Club de Rugby en 1882), la France connaîtra un essor analogue à la fin de ce siècle.

## Suis-je sportif ? (tentative de définition)

Vaste sujet ! Lorsque nous écoutons autour de nous, nos proches, à notre travail, des discussions sur la question de sport, du sportif, de l'activité physique, il me semble qu'il y a matière à controverses, je dirais même plus, « une grande clarté dans une confusion totale ! ».

J'aimerais juste replacer brièvement les choses à leur place, il est souhaitable de bien comprendre le sens des mots ou expressions d'aujourd'hui, après ceci, chacun fera à sa guise, avec ses mots et convictions, et comme chaque cas est particulier, vous souriez intérieurement dans certaines discussions.

a. Nous avons vu le mot « sport » précédemment, si nous simplifions à l'extrême, nous aurons :

« Forme d'activité physique, d'objectifs à atteindre (résultats) ou de performance dans un contexte de compétition, mais aussi de forme ludique à la recherche de plaisirs, seuls ou à plusieurs. »

b. L'activité physique : exécution de mouvements du corps et des membres qui le composent grâce à la contraction musculaire. Elle engendre une dépense énergétique (calorifique).

c. Sportif (ve) : adjectif signifiant la personne qui s'adonne au(x) sport(s), dans d'autres contextes, « qui est en accord avec une forme de conception sportive, le fair-play », « qui a le caractère de la compétition, d'un sport », « qui obéit aux règles ».

Vous aurez bien des définitions qui se complètent, s'entrecroisent, et pourraient « troubler » le juste emploi du mot « Sportif » et tout ce qui s'y rapporte.

Ainsi, vous pourrez avec cet éclaircissement et votre expérience, dans une discussion, déterminer qui fait quoi, et à quelle hauteur, sans pour autant remettre la personne à sa place, « Soyons Sportifs ! »

**<u>Voici quelques exemples de différences selon le contexte :</u>**

- Si un ami vous dit : « je fais du culturisme dix heures par semaine, j'ai une super condition physique ! »

À cette affirmation et à la vue de la personne, cela semble fort possible. Cela dit, il faut savoir qu'une personne faisant du culturisme, est avant tout un « compétiteur » ; donc cela est juste s'il est inscrit à une fédération et participe aux compétitions départementales, régionales, nationales ou plus.

Dans le cas contraire, il pratique une activité physique très régulière, la « musculation », qu'en est-il de sa condition physique ? Son apparence très athlétique voire body-buildée laisse penser que cela est le cas, mais fait-il une activité cardiovasculaire ? Arrive-t-il à tenir un 200 mètres sans être à l'échec ou un simple test d'endurance de Cooper sur 12 minutes haut la main ?

Vous comprendrez donc que cela est très subjectif, et en vous posant les bonnes questions, vous déterminerez mieux où vous vous situez ainsi que vos connaissances. Je tiens à dire pour la question de la musculation, en me levant et criant haut et fort : « oui, oui et encore oui, elle est bien un Sport », elle est un des fondamentaux de la condition physique, je vous renvoie précédemment à la définition de « activité sportive ».

- Dans une discussion, une amie vous dit : « oh oui, j'aime faire du sport, je fais deux heures de badminton par semaine et je cours une heure et demie le dimanche matin avec David ! »

Ici, nous avons le cas typique d'une non-sportive pratiquant de l'activité physique, attention je ne dis pas que l'activité « badminton », n'est pas un sport, nous parlons de charge d'entraînement et de fréquence, dans ce cas, le facteur bien-être ressort ; surtout si vous connaissez « David » et que celui-ci est en surcharge pondérale avec de gros essoufflements …

- John pratique en club d'athlétisme six heures d'entraînement par semaine, il arrive en plus de son travail, à trouver quatre heures de travail de fond en endurance (trail, running), il se prépare régulièrement pour trois semi-marathons annuels.

Sans équivoque, John est un sportif, vous le connaissez, son alimentation est équilibrée et dirigée sur son activité sport, il est passionné, il est régulier et est membre de la fédération d'athlétisme, le sport le maintient dans son équilibre, il est épanoui dans son travail et avec sa famille.

Je ne cherche pas à cataloguer les gens ni les juger, nous parlons juste de constat sur nous-mêmes et l'entourage, à avoir une meilleure approche du mot « Sportif ».

Nous avons tous tendance plus ou moins à « hausser le niveau », et en fait nous sentir plus ou moins aptes à relever le défi, la peur de pouvoir être à la hauteur face à une connaissance qui maîtrise une activité physique ou une discipline ; ne vous y trompez pas, ça marche aussi dans le sens inverse, donc ayez confiance en vous et faites avec vos moyens de l'instant présent.

Personnellement, j'ai redéfini la personne sportive, je m'explique.

Si je vous côtoie, et que vous me parlez avec passion de vos activités sportives, vous touchez un peu à tout avec par exemple, de la salle de gym, des cours collectifs, vous faites du bateau, vous nagez, vous faites de la moto loisir, l'alimentation est suivie, vous dormez suffisamment, vous profitez de bons moments avec vos proches et faites des écarts de conduite sporadiques.

En cherchant à compenser pour prendre soin de votre santé, alors, vous êtes sportif, c'est un mode de vie basé sur le mouvement, le bien-être, mais à son niveau, avec un minimum d'activité et d'intensité.

## Non Sportif – What's the problem ?

Notre société de consommation influe terriblement sur notre comportement social *addict*, avec de nouveaux besoins de l'homme et de la femme moderne. Le temps, cette valeur universelle est écourtée, pour ce qui nous en reste à l'attribution de loisirs qui ne sont pas toujours « bien-être sportif ».

Je vous dirais donc, qu'il faut impérativement vous prendre en charge, et que trouver du temps est possible, il faut le vouloir, et vous avez toujours le choix, du moins pendant qu'il en est encore temps.

Pas de mauvaises excuses, comme une éventuelle taxe indexée sur la production excessive de $CO_2$ pour les sportifs. Je n'irais pas jusqu'à me moquer de la future COP 24 (conférence des parties) et de la décision des grands de ce monde à freiner le réchauffement climatique par la réduction des émissions de gaz carbonés !!!

Mais sachez que le sportif du fait de l'augmentation du processus oxydatif de la cellule à l'effort produit bien plus de $CO_2$ que le sédentaire ; déjà que l'air inspiré est pollué fortement, une taxe sur les gros consommateurs d'$O_2$ que sont les sportifs serait farfelue !!! (quoi que...).

Donc, oubliez ces refuges et foncez !

**Les raisons de ne pas pratiquer sont légion. Manque de temps, la famille, l'apéro, je dors mal, j'ai mal au dos, la fiesta, le phénomène de procrastination (à savoir la remise au lendemain de ce que je peux faire aujourd'hui), sont autant de facteurs favorisant la sédentarité de l'individu.**

Croyez-moi, cela en vaut la peine ! Je ne vous parle pas de sevrage, mais bien de prise en charge pour « être », se retrouver enfin, vous, et votre « moi », comme jamais vous vous êtes senti. Prêt à réaliser de nouveaux projets, à affronter avec plaisir les nouveaux problèmes, mais aussi à la vue de vos proches, votre humeur s'en ressentira, votre mari, votre femme sera enjouée en présence d'un tel changement, ne sera qu'enjoué à être en présence d'un tel changement, et je ne parle pas de la libido qui remonte grâce à l'activité physique.

Vous pourrez commencer par incorporer dans votre planning 3 heures réparties en 3 sessions et espacées de 24 à 48 heures par exemple, un footing modéré ou une marche rapide avec partenaire, un circuit d'exercices haut et bas du corps sur la deuxième session, et un travail structurel et de profondeur tel que du stretch postural, yoga, pilates ; et croyez-moi ce n'est pas le bout du monde.

Si vraiment cela vous coûte personnellement sur le plan psychoaffectif, pas de soucis, faites-le avec une connaissance, le temps d'être autonome, sachez qu'à terme, vous n'aurez besoin de personne pour avancer, mais un petit coup de pouce est toujours le bienvenu !

Et là, vous allez me dire, « je n'ai pas 3 heures pour moi », alors ce n'est pas un souci, faites-en un peu moins, et ensuite, demandez-les, prenez-les ces 3 heures ou plus, n'oubliez pas que nous parlons d'assurance, au long terme, de votre capital santé, et vous aurez forcément le retour.

Pour ce qui est de l'alimentation, oui, elle tient une part importante de l'équilibre, dans un résultat espéré de perte de poids et/ou d'amincissement, nous avons un rapport d'au moins 60/40, soit 60 % du résultat vient de l'alimentation, et 40% sur l'exercice.

N'ayez crainte, pas de régime, ce mot est réservé aux professionnels de santé et bien souvent quand il y a vraiment matière, garder en tête le mot « hygiène alimentaire », donc tant sur l'alimentation que l'exercice, il faudra le faire progressivement, ainsi, pas de souffrance, pas de famine, et vous irez bien au-delà de vos espérances, nous affinerons plus loin pour le comportement alimentaire.

# 3. Les professionnels de santé

Je laisserai chacun libre de ses convictions sur le fait de consulter un ou des spécialistes, si le besoin se fait ressentir, sur le plan préventif, dans le cas de mots ou affections graves ou bénignes.

Médecins généralistes et spécialisés (diététique, traumatologie sportive, homéopathe), kinésithérapeutes, ostéopathes, nutritionnistes, mais aussi les professionnels que je qualifierais de complémentaires et essentiels au bien-être de l'individu ; tous les diplômés d'une discipline sportive, dans la mesure où l'enseignement est exercé sous l'égide d'une grande expérience, et d'une remise en question du savoir et des connaissances (stages, mise à niveau, certifications), donc toutes les personnes ayant un diplôme délivré par l'État (ministère de la Jeunesse et des Sports, Éducation nationale, Ordre des kinésithérapeutes…).

Il est primordial d'avoir un rapport de confiance de départ avec votre médecin, sans conteste il s'agit d'une vocation. Cependant pour le secteur sport, cela est souvent le cas, des personnes « s'improvisent » coach en tout genre, et par exemple « l'entraîneur personnel » appelé « coach sportif ou Personal Trainer » n'échappe pas à ce problème par des gens ne respectant pas les règles et pouvant mettre votre intégrité physique en jeu.

Nous avons en France, cette chance d'avoir un système éducatif et de transmission d'un savoir extrêmement réglementé dans l'intérêt du plus grand nombre, tant sur l'éducation physique et des métiers qui en découlent, tant, et si ce n'est plus, pour le secteur médical.

En outre, vous n'êtes pas sans savoir, que nous Français, possédons un des meilleurs accès au système de santé au monde, il nous est vraiment possible de pouvoir recevoir une écoute, des soins et des aides quel que soit votre statut social ; pour information et sur la zone outre-Atlantique tels que les USA, le coût d'une consultation peut dépasser allègrement les 100$, et si vous souscrivez à un complémentaire santé, celle-ci peut aller jusqu'à représenter un tiers de vos revenus annuels.

Pour le secteur sport, un coach digne de ce nom, au Canada ou aux USA, vous coûtera facilement 100$ également à la séance (ne dépassant pas 1H15). Chez nous, compter entre 50 et 70€ pour un suivi personnalisé dans les règles ; et je peux vous dire, que ce n'est pas cher compte tenu de l'efficacité, du suivi, de la progression rapide et votre entraîneur (ou Coach) adoptera un entraînement « adaptatif » à votre propre niveau de condition physique, d'un point de vue ostéo, articulaire, tendineux, cardio-vasculaire, traumatologique, psychoaffectif.

Il est vrai, que la France depuis fort longtemps est basée sur le mouvement associatif, un système très puissant visant à promouvoir l'activité physique pour notre sujet de discussion, tout le monde ainsi, peut pratiquer à moindre coût du sport. Le souci, en restant très sincère, les mentalités depuis fort longtemps ont un mauvais rapport à l'argent, nous dirons que notre culture n'a pas du tout l'approche « *time is money* ».

C'est pourquoi, dans beaucoup de mentalités, il est inconcevable de payer le prix d'une réelle prestation, que ce soit sur le plan médical ou sportif, je ne préfère pas entamer le sujet des dépassements d'honoraires qui est complexe et nous dirige sur le hors-sujet.

Mes conseils en la matière, soyez ouvert et à l'écoute de votre corps, de votre santé, sans aller dans la psychose ; quand vous avez mal, que cela ne va pas, ne dormez plus, vous avez de gros coups de fatigues, sachez que : « C'est vous qui avez raison ! », alors n'hésitez pas à parler à votre médecin, il est une personne intègre, il saura vous diriger.

Mais aussi à votre entraîneur, il vous donnera un avis et vous conseillera peut-être de consulter, il faut savoir qu'un préparateur physique, dans sa vie professionnelle, est amené à travailler avec le corps médical et il s'interroge, et voit « passer » de nombreuses pathologies, certains sont spécialisés en la matière et travail avec des centres médico-sportifs.

Prendre soin de soi, intégrer une séance de contrôle ostéopathique annuelle, il est le mécanicien du corps et vous donnera un rééquilibrage de votre charpente, nous nous traumatisons constamment et inconsciemment des segments osseux, bassins, côtes, si besoin, lui ou votre médecin vous conseillera un kinésithérapeute selon le travail.

Bien sûr, si vous ne pratiquez pas un minimum de sport, voire de gymnastique corrective, le seul travail du professionnel de santé ne pourra pas tenir sur le long terme, il faut impérativement se prendre en charge, et regarder vers l'avenir, ainsi, vous verrez votre médecin moins souvent.

# Traumatologies et problèmes de santé

Beaucoup de personnes connaissent des problèmes sur leur santé suite à un ou des évènements extérieurs (sportifs ou non) soudains et violents.

Il peut s'agir par exemple d'un choc lors d'une mauvaise chute dans votre jeunesse au niveau du visage, un accident de voiture avec « coup du lapin » induisant des contraintes sur plusieurs... un déplacement de plusieurs vertèbres cervicales. Ou encore une très mauvaise réception en sport provoquant une fracture de la malléole interne de votre pied d'appui avec problèmes rotuliens.

Dans tous les cas, il faudra prendre à temps le problème avec le ou les spécialistes de santé concernés, bien suivre les séances et adapter une attitude et un comportement exemplaire pour espérer récupérer au maximum les facteurs de force, souplesse, et les amplitudes de mouvements ; cela s'avère d'autant plus sérieux selon le degré de gravité, mais aussi sur les facteurs de croissance chez l'enfant.

Nous pouvons payer cher notre légèreté à croire que cela ira en bâclant des efforts nécessaires et qui seront tôt ou tard mis à l'épreuve face à une nouvelle activité sportive ou le retour à celle-ci. Vous entendrez souvent ces mots désignant un problème fonctionnel précis ou plus général sur le plan ostéo articulaire, tendineux : cervicalgie (tensions, douleurs sur la région du cou), discopathie (maladie touchant les disques intervertébraux), lombalgie (région des lombes, bas du dos), tassement vertébral, hernie discale, spondylolisthésis (glissement d'une vertèbre sous-jacente), algodystrophie (douleurs associées à des problèmes d'influx nerveux suite à un choc et/ou une immobilisation).

Après, peuvent venir des pathologies chroniques ou non, c'est-à-dire des maladies pouvant provoquer des lésions ou troubles plus ou moins importants sur la personne, d'un héréditaire et congénital ou même suite à un comportement inadapté sur une courte ou longue période.

Par exemple vos parents peuvent vous transmettre du diabète (type 2 en général), il est un dérèglement du taux d'insuline dans le sang et vous ferez une augmentation du taux de sucre dans le système sanguin (hyperglycémie).

Le pancréas ne produisant plus cette hormone, il faut, à un « stade » donné, apporter un apport exogène (externe) d'insuline, ce qui implique pour le sédentaire bien des complications dans la vie de tous les jours, et beaucoup plus suivis pour le sportif, puisque le travail cellulaire de sujet est revu à la hausse en énergie et en glycogène (sucre dans le sang).

Encore une fois, rien ne nous empêchera de pratiquer une activité dans ce cas. Il faudra aviser, s'adapter et passer outre en intégrant le problème de façon à ce qu'il devienne une « banalité » de tous les jours, certes plus compliqué que la moyenne, mais il faut avancer positivement. Bien sûr votre médecin interviendra pour votre intégrité et fera aussi le maximum pour votre épanouissement, il est intègre et vous dira ce que vous devez entendre, pour prendre les bonnes décisions, mais, c'est vous qui avez les clefs.

Pour ce qui est d'autres pathologies fréquentes, nous aurons aussi celles qui commencent par le suffixe « -ose » qui désigne les maladies ayant un état dit « non inflammatoire » et en « -ite » pour celles avec terrain « inflammatoire ».

Avant toute pratique sportive, il sera judicieux de soigner toute blessure même bénigne, car l'activité elle-même crée des pathologies et traumas en fonction de certains paramètres et critères très souvent mal gérés. Une pratique trop assidue au départ peut freiner la récupération de l'organisme, une mauvaise exécution des mouvements due à un mauvais apprentissage des consignes peut être la cause aussi.

Avec du recul, nous pouvons observer que le haut niveau à son tour et donc un but de compétition ne permet pas toujours de respecter l'intégrité de la personne, l'organisme est poussé à son maximum pour la performance et cela peut nuire à l'appareil locomoteur. C'est ainsi que nous observons des atteintes articulaires, musculaires et ligamentaires.

Sur le plan articulaire, vous entendrez parler souvent : d'entorse, de sub-luxations et luxations ; sur le plan musculaire : la tendinite (aux chevilles, genoux, coudes, épaules.) Et bien sûr et dans le corps musculaire : crampes, élongations, claquage, déchirures, voire pire, l'arrachement osseux (le tendon musculaire ne se rompt pas, c'est un morceau d'os qui part du segment).

Vous aurez d'autres traumatologies très connues chez le sportif telles que : acromio-claviculaire (douleurs de l'épaule dues à des mouvements répétitifs et sur les derniers degrés d'écartement du bras) ; la Pubalgie (région de l'aine et du pubis) ; le fameux Tennis-Elbow ou épicondylite du coude et sur sa partie externe.

Je ne rentre pas les courbatures dans les traumas et pathologies puisqu'il s'agit en fait d'un résultat physiologique résultant de l'intensité de l'exercice, avec production d'acide lactique et à court terme, car, cet acide s'évacuera environ entre trois et cinq heures suivant les individus, puis une récupération à long terme.

C'est en effet là que vous remarquerez de fortes courbatures dans les 24 à 72h souvent bien plus fortes, nous parlerons alors de reconstruction de la cellule musculaire, celle-ci a saigné et se reconstruit au sein de vos fibres musculaires les plus profondes (l'actine et la myosine).

Donc, le mieux pour chacun est d'adapter un entraînement en fonction des propres capacités et de sa morphologie, le facteur fatigue, nerveux, et problèmes de santé divers permettront de définir quelle sera l'intensité et à quelle fréquence la personne doit s'exercer.

Bien souvent pour un sportif très régulier, un mois d'arrêt complet sera le mieux sur le plan physique et psychologique, nous n'oublierons pas l'alimentation et le sommeil, éléments indissociables du sédentaire et surtout du sportif.

La colonne vertébrale, « le mât du bateau », a une fonction principale et protectrice de la moelle épinière, ce sont les muscles à l'image « du Hauban de notre bateau » qui permettent à l'homme de se tenir debout, en érection, du fait de la gravité. Puis toutes les autres contraintes, notre colonne est soumise à des pressions incroyables, des gestes simples de tous les jours, anodins et par mauvais réflexes de protection ou de mauvais placements, nous créons des lésions et troubles musculo-squelettiques importants.

Saviez-vous par exemple lorsque vous soulevez un pack d'eau de 2l (environ 12 kg), vous aurez si vous vous baissez en avant pour le soulever, une pression sur les vertèbres lombaires L4-L5 d'environ 120 kg sur cette zone. Je vous laisse donc imaginer si en plus vous ne vous protégez pas par une forte sollicitation de vos abdominaux profonds, et d'un placement inadéquat, les dégâts occasionnés à court ou long terme.

Les douleurs du dos sont souvent dues à un problème de la colonne vertébrale, mais il peut arriver aussi que des organes internes au niveau du thorax ou du caisson abdominal (abdomen) soient malades et induisent des douleurs sur votre dos.

Voici une liste de problèmes de dos très fréquents et tous publics :

- arthroses (dégénérescence des disques intervertébraux avec déshydratation et amincissement) ;
- épiphysite vertébrale (trouble de la croissance vertébrale) ;
- hernie discale (usure des anneaux intervertébraux avec sortie partielle ou totale du nucléus, noyaux en son centre, et possibilité de compression de la racine nerveuse) ;
- hyperlordose (région lombaire sur-accentuée) ;
- lombalgie chronique (regroupement de plusieurs facteurs, arthrose lombaire, hernies, insuffisance musculaire) ;
- lumbago aigu (détérioration d'un disque lombaire) ;
- sciatique (compression d'une racine nerveuse, et/ou par rétrécissement du canal dû à l'arthrose) ;
- scoliose (déformation, déviation de la colonne vertébrale) ;
- spondylarthrite (rhumatisme inflammatoire de l'articulation ou d'une région autour de celle-ci).

# 4. Attitude mentale d'ouverture

## Être heureux c'est quoi ?

Pour beaucoup d'entre nous à la question : « que souhaitez-vous de plus dans la vie ? » La réponse est : « être heureux ».

De nos jours, la vie moderne et le stress engendré provoquent un état de conscience du collectif et aussi en individuel, avec une re-qualification du bonheur comme étant considéré comme plus important que le succès, l'intelligence, la connaissance, la maturité, la sagesse, les relations, la richesse et le sens de notre vie.

Le bonheur est une bonne chose, pourtant j'ai observé sur mon expérience professionnelle et ma vie privée que nous nous bornons à fixer notre attention sur un bonheur ciblé en faisant abstraction indirectement des signes et situations qui seraient tout aussi bénéfiques, nous perdons donc des ouvertures possibles.

Les nouveaux plaisirs modernes nous permettent-ils d'être plus heureux ?

Pour la plupart d'entre nous, la réponse est non. Il faut comprendre que sur le peu de temps qu'il nous reste de libre à côtoyer nos amis, faire du sport, sortir en famille, découvrir de nouvelles activités, nous devons nous battre à relever un challenge en terme « d'énergie restante et profitable à l'individu et son entourage ».

Au lieu de cela, la plupart de notre temps et de notre énergie est consacrée à des activités et des tâches de travail insatisfaisantes (déplacements en agglomération périlleux, embouteillages, la queue à la banque), un manque de motivation et d'objectif nous bornant à décompresser inexorablement dans un état « d'hibernation », sans défi ni joie (regarder la télévision, grignoter ou juste « ne rien faire »).

Encore une fois, si nous souhaitons émerger, il va falloir rebondir en créant de nouveaux stimuli grâce des éléments et évènements de surprise, notre conscience en est demandeuse.

## Éveil de la curiosité

L'une des clés les plus certaines et négligées du bonheur est de cultiver l'exercice d'éveil de la curiosité, en effet, vouloir en savoir plus sur quelque chose avec des expériences familières ou non, nous offre bien plus d'expériences, de découvertes, de joies et de plaisirs.

La curiosité est une force qui peut être nourrie et développée. Avec de la pratique, nous pouvons exploiter la puissance de notre curiosité pour transformer les tâches quotidiennes en des expériences intéressantes et agréables. Nous pouvons également utiliser la curiosité pour créer intentionnellement des intrigues et jouer sur presque toutes les situations ou interactions que nous rencontrons.

Donc, tout commence par le vouloir d'en savoir plus ! Nous pouvons en tirer des avantages.

La curiosité se définirait comme étant le fait d'être attiré par des choses que nous trouvons intéressantes. Lorsque nous sommes curieux, les choses se voient différemment, nous utilisons nos pouvoirs d'observation de façon plus précise. Nous sentons ce qui se passe sur le présent, en prenant note de ce qui est, sans s'attendre à anticiper une action ou une situation connue à l'avance.

Nous nous sentons donc plus vivants et engagés, plus capables d'embrasser les opportunités, les connexions, et de vivre les moments de perspicacité qui apportent la base pour une expérience de vie enrichie, en tout état de conscience et satisfaisante.

Être à l'écoute permet à notre curiosité d'être améliorée considérablement ainsi que notre qualité vie et notre bien-être.

Notre santé s'en trouvera améliorée quelle que soit notre condition physique, bien des études ont permis de mettre en évidence sur un plan neurologique, que la baisse de celle-ci est un premier signe de déclin sur les processus mentaux, ainsi, activer l'éveil de notre curiosité, par de nouvelles expériences et assimiler de nouvelles informations réduit le risque de maladies dégénératives, entre autres pour les personnes âgées.

Opter pour une bonne dose d'inattendu, en donnant à votre cerveau de nouvelles expériences, il en raffole, il est à la recherche de nouvelles situations permettant d'exploiter un potentiel infini, ce processeur humain et tout le câblage synaptique qui est prêt à recevoir.

Nombre de rapports scientifiques ont pu établir une certaine corrélation entre le fait de s'impliquer à élever sa curiosité et une incidence de nombreux points positifs sur la santé, le diabète par exemple et notre tension artérielle seraient stationnaires et diminueraient pour certains, les chercheurs mettent en avant et travaillent sur les corrélations des facteurs causaux.

Aussi, des études sur le lien de causalité de la curiosité et de l'intelligence ont été constatées, des enfants ayant été impliqués et orientés vers une découverte plus importante dans le système d'apprentissage et éducatif, auraient un QI supérieur à des enfants plus âgés et non mis en situation de

« sur exposition » à la découverte de l'environnement et de la variété de nouvelles expériences.

De même, des tests chez les adultes montrent qu'ils ont une plus grande capacité analytique, surtout sur les compétences à résoudre des problèmes traitant de l'intelligence globale.

Il en ressort donc que plus vous sollicitez votre intéressement à la culture, plus vous éveillez votre curiosité dans la vie quotidienne, vous serez susceptible d'accroître votre intelligence.

C'est pourquoi nos relations sociales également seront pleinement et positivement affectées, il est bien plus facile de créer et maintenir des relations satisfaisantes lorsque vous démontrez une attitude mentale d'ouverture et un véritable intérêt.

Bien des couples cherchent une conciliation ou thérapie et ils ont en commun dans la plupart des cas « l'ennui », ils en viennent littéralement à un moment donné à s'ennuyer avec leur moitié. Et bien sûr, cela fait susciter bien souvent du ressentiment, de l'hostilité, des pannes de communication et un manque d'intérêt à passer.

Ainsi, les curieux agissent plus facilement face à ce problème de communication et ils induisent un comportement qui permet de développer des relations plus saines et plus facilement.

On peut donc dire que les gens curieux sont comme très enthousiastes et énergiques, bavards, intéressants dans ce qu'ils disent et font, ils expriment un large éventail d'intérêts, confiants, humoristiques. Ils sont moins susceptibles d'exprimer l'insécurité, la timidité et l'anxiété seront donc fortement réduites.

Cette approche prend en charge le développement de bonnes relations.

Notre bonheur dépend fortement de l'interaction de notre corps physique et de l'environnement dans lequel il se trouve, ainsi nous serons à même de communiquer et de révéler notre empathie les uns envers les autres. Ils sont les éléments déclencheurs de notre bien-être et de bon nombre d'hormones telles que la sécrétion « d'ocytocine ».

Notre glande « hypothalamus » située dans notre cerveau (entre le système nerveux et endocrinien) est régulatrice de notre appétit, de notre sexualité. Donc, « l'ocytocine » favorise la socialisation, l'amour et l'attachement, des traitements sont en cours pour aider des patients à combattre les excès de timidité et du coup, elle emmène votre courage et votre confiance vers le haut.

Et encore une fois, notre curiosité sera inhibitrice des facteurs environnementaux et d'empathie.

Il ressort que les deux plus importants facteurs de joie et de bonheur seront votre volonté et l'acceptation de communiquer avec son prochain en créant un *feedback*. Ce retour d'information est nécessaire, et dans le fait d'accepter l'aide de l'autre, être ouvert au bénévolat, la satisfaction de soi élèvera votre moral.

Il existe d'autres relations majeures dans la relation Curiosité-Bonheur.

## Exercer son mental d'ouverture

Nous savons au fond de notre personne, que si nous nous projetons dans l'avenir, cela sera bénéfique pour notre épanouissement. Pour trouver un but significatif à moyen ou long terme, seule notre fascination à s'intéresser, comprendre, communiquer, échanger, éveiller nos sens sera la clef et l'élément déclencheur du « déclic », de votre futur objectif ou de vos réalisations. Hobbies, intérêts, passions, vous aideront à être plus pertinent, plus « technique », plus compétent en la matière, de tout nouveau sujet ou situation qui vous interpelle ou émeut.

L'énergie que vous emploierez et investirez à explorer vos propres ressources, à comprendre et être toujours plus passionné aura un impact considérable pour le sens de votre vie. Les occasions viendront et vous toucherez à pleines mains un mot qui prend tout son sens : « Liberté », la liberté d'avoir le choix, et par cette attitude, vous serez toujours plus libre, dans vos convictions, dans vos choix de vie, dans vos objectifs, une réelle « Excitation ».

Il faudra donc commencer à exercer votre curiosité, votre esprit d'ouverture quotidiennement, vous devez vous impliquer à mieux comprendre ce qui vous effraie, ce que vous évitez lorsque vous n'êtes pas à l'aise, vous devez compléter vos savoirs, combler vos lacunes, être plus pointu en revisitant vos compétences.

Par exemple, vous êtes à votre travail, tous les jours vous vous exécutez à faire une certaine tâche avec réticence, pourquoi ? Avez-vous un manque technique en la matière ? Quelle est la source du problème ? Vous, les autres ? Donc trouvez la solution pour que cela passe mieux.

Ou encore, vous faites plaisir à votre époux en allant écouter une représentation de musique classique, ce n'est pas votre tasse de thé ! Vous n'avez pas son oreille pour ce style musical, peut-être en lisant et recherchant des informations sur les instruments utilisés dans un orchestre symphonique, vous arriverez à mieux prêter l'oreille et à les reconnaître, et faire aussi plaisir à votre moitié.

Nombre de personnes pensent que la certitude les rendrait plus heureux que l'incertitude, en fait pas du tout ! Pendre part à des activités nouvelles et incertaines nous rendra plus heureux, mais aussi trouver plus de sens à notre vie que les gens comptant sur le familier.

Si par exemple un ami vous parle du dénouement d'un film en vous dévoilant quelque peu la trame, croyez-vous être enjoué à l'idée de ne pas être surpris, pas vraiment... ou bien aller à une course hippique en connaissant le résultat à l'avance, beaucoup de gens seraient heureux à l'idée de voir gagner leur favori. Pourtant, connaître le résultat à l'avance enlèvera indubitablement le plaisir de regarder la course et la tension positive induite par l'inconnu du résultat, nous oublierons donc les plaisirs de l'incertitude et de la surprise ; car cette dernière joue un rôle dans la joie de vivre l'expérience.

Être plus curieux consistera donc à contourner volontairement les attentes, les schémas ou hypothèses au sujet des évènements familiers, nous avons tous, bien des préjugés à penser que nous avons déjà vu avant ou à évincer une pratique, dans l'idée de futurs désagréments ou de pur ennui.

C'est pourquoi, s'essayer à découvrir l'inconnu dans le familier en mettant de côté les jugements et d'assister à la façon dont les choses existent et sont, et non en pronostiquant la finalité. Vous avez un radar, vous êtes « *open minded* », l'esprit ouvert à l'affût de toutes nouvelles informations vous ayant échappé préalablement.

Enfin, pour optimiser votre attitude mentale d'ouverture et d'érudition, je ne saurais trop vous conseiller de pratiquer un recentrage sur soi par la méditation.

Vous n'aurez pas besoin de beaucoup de temps, une fois n'est pas coutume, mais bien d'un moment pour vous, à vous, où vous ne serez pas dérangés, la méditation permet au corps et à l'esprit de communiquer avec un lâcher-prise total et nécessaire à la quiétude de ce moment unique.

Vous chercherez à créer une activité spontanée de l'esprit pour une meilleure compréhension de votre personne, de ses capacités insoupçonnées, car nous sommes bien trop dirigés dans notre vie et dans nos objectifs, à devoir et toujours obtenir des résultats.

Il nous faut revenir sur notre « moi » profond pour créer une bonne circulation de tout ce qui est en mouvement et de façon spontanée dans notre esprit. Cette pratique est un moyen et non une fin. Nous parlerons du son de méditation et de s'inviter à répéter cette expérience formidable, basée sur l'apaisement, la respiration, l'écoute de soi.

Vous pourrez choisir un CD de méditation dirigé avec plusieurs séquences en fonction de votre évolution, une séance peut être de 10 minutes et aller jusqu'à 50 minutes, vous recherchez un état de conscience modifiée, sans pour autant s'endormir, pour certains, cela sera difficile, mais faisable.

Vous pourrez trouver également sur internet des séquences gratuites (YouTube), et de bonne qualité, préférer une voix apaisante pour la narration, pour terminer quand vous le souhaitez uniquement en instrumental.

En mode « veille », votre esprit peut réagir de deux façons, la première lorsqu'il est concentré et focalisé à exécuter une tâche, il travaille pour créer quelque chose ou aller vers un but ; puis la deuxième lorsqu'il est « errant », par exemple en mode de méditation, sans contrainte, nous serons plus à même d'accepter notre environnement.

Nous aurons donc une attitude mentale de liberté, et plus vous pratiquez, plus vous serez à même d'actualiser votre activité spontanée, un peu comme la mise à jour d'un système d'exploitation informatique, cette attitude positive touchera aussi vos actions, bien plus « spontanées » et surtout efficaces.

Finalement, une meilleure compréhension de son « moi » crée de nouvelles opportunités en touchant bien plus à notre environnement, et à une vision bien réaliste de ce qui nous entoure. Vous pourrez vous servir de ce nouvel acquis pour utiliser d'autres méthodes telles que la visualisation mentale, celle-ci vous aidera à aller plus rapidement sur votre objectif, une méthode bien éprouvée par exemple par les sportifs de haut niveau quant à l'exécution d'un geste sportif efficient.

# 5. Quels sont vos objectifs ?

En premier lieu, la réussite de votre bien-être passe d'abord par une vision claire et concise du ou des objectifs à atteindre, ils peuvent être à court, moyen ou long terme.

Dans tous les cas, comme pour beaucoup de désirs dans la vie, nous devons avoir impérativement une vision claire du but à atteindre et nous devons faire en sorte que celui-ci soit « accessible », donc plus votre objectif est éloigné, plus vous devrez créer des sous-objectifs qui permettront une progressivité, mais surtout une approche positive de réalisation.

La meilleure approche à la question que nous nous posons tous : « Mais comment faire ? », est de prendre note sur une feuille vos aspirations profondes, et selon ma propre expérience ainsi que dans mon entourage, vous pourrez vous apercevoir d'une grande confusion, ou plutôt l'image d'une liste ressemblant au bouquet final d'un beau feu d'artifice, en clair, cela part dans tous les sens.

Certains n'auront pas de longue liste, mais un à deux objectifs très précis, et c'est à ce moment qu'il faudra certainement faire un retour sur soi, sur la possibilité d'accéder au but, sur ses propres capacités, son intellect, son sens de l'organisation, sur le temps que vous pouvez vous accorder pour ce projet.

Confucius peut nous éclairer sur la définition d'un « sage » objectif, je cite :

« *Par trois méthodes, nous pouvons apprendre la sagesse : tout d'abord grâce à la réflexion, qui est la plus noble. En second lieu, par imitation, qui est le plus facile ; et la troisième par l'expérience, qui est la plus amère.* »

Cette citation est vraiment remplie de bon sens, la réflexion est la base de sa propre interrogation à définir son but, ses aspirations, à faire une réelle autocritique de soi pour être en accord avec sa nature vraie et profonde, ainsi vous serez tellement plus soulagé à mettre cartes sur table vos désirs et réalisations profondes.

Ensuite vient l'imitation, tout comme l'enfant à la découverte de son environnement, vous viendrez à « imiter » des modèles qui vous conviennent, mais toujours avec votre touche personnelle. On ne peut pas complètement « répliquer » quelque chose ou quelqu'un, mais bien s'en approcher à des fins d'apprentissage, elle est la méthode la plus directe d'atteindre un objectif, mais bien garder à l'esprit qu'il y aura des phases adaptatives, pour se calquer à votre personnalité.

Enfin, l'expérience, celle des autres vous servira, et grâce à votre réflexion et vos actions vous aurez la vôtre, oui c'est vrai, l'expérience des autres ne paie pas ! Nous sommes tous uniques et nous nous devons d'assimiler nos réussites et nos échecs.

<u>C'est pourquoi nous devons définir les réussites et les échecs en déterminant les causes de nos expériences :</u>

- Suis-je dans le bon environnement ? Qu'est-ce que je fais bien ? Comment ai-je mis en place mon environnement ? (réflexion)
- Quel est mon ressenti sur mes échecs et déceptions ? Que puis-je tirer comme enseignement ? Étais-je responsable ? Mon expérience a-t-elle changé mon environnement de vie ? Des personnes étaient présentes et impliquées ? (critique positive et retenir la leçon)
- En quoi cette expérience change ou influe-t-elle sur votre vie personnelle et professionnelle ? (être reconnaissant envers

cette situation positive ou stagnante, se concentrer sur le positif)

Vous devez donc impérativement créer votre propre définition du succès, avec tout ce qui vous fait sourire, vous excite et vous porte toujours plus loin, il faut bien comprendre que les rêves ne sont pas véritablement des objectifs. Réaliser ses rêves n'est pas forcément la source de votre volonté, mais cela peut venir de facteurs extérieurs, voyez alors les objectifs comme des morceaux émanant de votre volonté pour accéder à vos rêves.

Croire en soi est primordial, exercez-vous à faire de votre mieux, et à développer votre réel potentiel, tout comme le sport de haut niveau recherche l'efficience, l'excellence et votre succès. Préférez donc des buts choisis dans des valeurs de vie (vie professionnelle, personnelle et affective, matérielle), je pense que deux à trois objectifs sont un maximum, en essayant de « compartimenter » et être toujours à la recherche d'un équilibre de l'être ; personnellement j'opte pour : Le Corps, l'Esprit, l'Âme.

<u>Faite une liste, un protocole de directives à suivre et comment : (écrire, renforcer votre mental !)</u>

- Écrivez-le ou les objectifs de façon très claire.
- Déterminez les étapes à suivre pour atteindre le/les but(s).
- Notez les raisons de vos objectifs.
- Voyez votre objectif, tous les jours, pensez-y, il est votre croisade, votre salut, votre raison.

Ne perdez pas le fils, en partageant vos désirs et but avec un ou deux amis ou confidents dignes du nom, parlez et faites une autocritique constructive d'où vous en êtes, lors de votre jogging par exemple. Votre liste doit-être visible en permanence, trouvez l'endroit adéquat ; tous les jours vous devez faire un minimum, peu importe la quantité d'actions, la qualité même si ce n'est que dix minutes ; et surtout, souriez, soyez enjoué dans la vie, prenez les choses à cœur, profitez de toutes les choses, de vos proches, en gardant en permanence la place qu'il faut à votre objectif.

# 6. Les facteurs de votre réussite

## La Motivation

Vous êtes motivé ! Tant mieux ! Mais pourquoi donc ou pourquoi pas ?

Vous êtes dans la droite ligne du chapitre précédent, si vous connaissez déjà vos objectifs, il est fort probable que cette motivation soit fort présente.

D'une façon générale elle est contrôlable et de courte durée, la partie affective d'une personne et ses émotions peuvent déclencher une action de plus ou moins long terme ; il existe deux grandes composantes d'accomplissement de celle-ci que sont « l'intrinsèque » et « l'extrinsèque ».

On parle de motivation extrinsèque dans le cadre sportif lorsqu'une récompense est reçue et attendue, l'activité pratiquée ne sera que le moyen d'accéder ; en opposition, la motivation est intrinsèque lorsque le sujet pratique l'activité en l'absence de récompense attendue, mais seulement pour la notion de plaisir qu'elle lui apporte.

Toutefois, bien des études ont signifié le fait qu'il existe une incompatibilité entre ces deux possibilités, un sportif motivé intrinsèquement qui serait récompensé, deviendrait perverti à passer du côté extrinsèque. Car cette dernière sera toujours dominante, et il y aurait dépendance à cette dernière et impliquerait un risque d'arrêt, de démotivation par manque d'intérêt de la discipline.

D'une certaine façon quelqu'un qui s'implique intrinsèquement restera et tiendra bien plus sur le long terme, à l'opposé une motivation plus matérielle et extrinsèque dépend plus de la réussite sociale basée sur la reconnaissance.

Beaucoup de gens se trompent à l'idée de croire que des stimuli externes tels que le café, de la musique dans une séance, la photo d'un magazine va les aider à maintenir la motivation, ils apportent une aide, mais à court terme, les effets seront perdus et l'enthousiasme disparaîtra dès que l'on retire ces éléments.

Votre motivation ne sera durable que par des stimuli internes, ce sont vos émotions et pensées qui maintiendront un haut niveau de motivation.

**Voici les trois plus fortes raisons de baisses de motivation :**

- « Je ne suis pas doué pour ça. »

Personne n'est bon quand il commence. Tout le monde doit apprendre, il faut bien commencer quelque part, alors soyez indulgent avec vous-même.

- « Je n'ai pas le temps. »

Et pourtant, le problème est souvent la peur de devoir commencer une séance d'entraînement de musculation 4 à 5 jours par semaine. Faites 5 minutes par jour. Rien ne vous empêche de commencer de façon progressive, même une demi-heure est bénéfique. Pensez à ce qui est réalisable, et non pas l'excellence qui conviendra à la finalité de votre entraînement, votre frein est la précipitation.

- « Ma famille ne me soutient pas. »

Voici un sujet épineux qui vous touchera de près comme de loin, la famille ou des proches pourront être un atout considérable s'ils ne vous jugent pas.

Dans le cas contraire, la déception sera grande et votre motivation sera affectée. Soit vous décidez de parler de votre projet assez tôt pour les préparer, vous pourrez ainsi « leur donner la chance de vous comprendre », et cela pourra vous servir et être épaulé.

Sinon, ne dites rien, faites ce que vous avez à faire, cela augmentera votre opinion de vous, mais aussi le résultat à la vue de la bonne surprise des autres. En fait, intrinsèquement, vous connaissez déjà l'approche à avoir, il n'y a pas de honte à aborder ses proches, par un chemin qu'il leur convient, car seule votre prise de décision compte, personne ne peut vivre à votre place votre expérience, c'est personnel !

## *Les solutions payantes*

Mes solutions payantes pour une motivation réelle et fidèle dans le temps :

- L'espérance tient dans l'action, plus vous serez structuré et organisé, plus vous apprendrez. Soyez progressif dans l'entraînement, quelle que soit la discipline, ou même un autre sujet que le sport, c'est toujours la même base, l'espoir est le fait de constater positivement vos progrès, votre progression constante et journalière.
- L'incitation à une motivation plus forte se faire ressentir, ne lâchez pas, vous aurez des objectifs à court terme puis à long terme, mais il y aura toujours une continuité pas trop espacée, ainsi, vous voyez toujours des résultats, il sera plus facile de rester motivé.
- Faite une liste progressive, et suivez votre chemin, rien ne se mettra sur votre route !

- Se mettre à l'écart de vos pensées négatives, contrez-les positivement en vous auto suggérant « cela marche, je le fais ! », « je réussis ma route, rien ne m'arrête ! »
- Du réconfort par une récompense, s'octroyer et savourer un moment mérité sans être dans l'excès sera le bienvenu ; si vous êtes dans une diète, vous pourrez alors vous faire un petit plaisir sans incidence sur l'objectif, puisque vous êtes régulier et que vous avez assimilé que les plaisirs aussi font partie de votre plan, vous saurez bien les apprécier.
- Visualisez encore et encore votre réussite, votre objectif, soyez précis et clair dans le ou les choix de vos images de réussite, ainsi vous toucherez au but plus aisément.
- Se faire aider par le partage de connaissance, d'une nouvelle expérience, avec un proche ou un partenaire qui vous apportera dans la réciprocité. Tout dépendra de ce que vous voulez partager et de la confiance que vous pouvez accorder à cette personne, cela sera alors un facteur de réussite pour l'augmentation de la concentration (dans le cas contraire, abstenez-vous !)

## La Concentration

La concentration peut se définir comme le fait de mettre toute son attention sur un même sujet ou objet.

Selon A. Schmid et E.Peper : « *La concentration peut être définie comme l'habileté à focaliser son attention sur la tâche en cours, et, de ce fait, à ne pas être distrait ou affecté par des stimuli internes ou externes non appropriés.* »

Elle est donc un des éléments indissociables de votre performance, tels que les facteurs précédemment cités (motivation, buts…), votre esprit sait se faire peur, il se bornera à relever vos fautes, vos craintes, et se fixer sur ce que l'on ne doit pas exécuter, c'est dans notre nature de nous protéger et nous freiner.

C'est donc encore une fois par notre volonté à accroître notre niveau de confiance, à nous focaliser sur notre réussite et se « borner » sur un centrage de l'exécution de notre tâche.

Étant donné que nous sommes tous uniques et qu'il existe un grand nombre d'individus, certains pourront se classer dans la catégorie « concentration interne » (sentiments, sensations, force intérieure), d'autres dans « concentration externe » (dirigés sur les autres, les évènements externes) ; les études sur la recherche dans le sport ont même subdivisé en sous-catégories pour chacune (étroit et large).

Il en résulte que chacun pourra avec sa propre expérience du vécu s'approprier sa méthode de concentration efficace et adaptée, il est un fait certain que sur le sujet sport, vous n'aurez pas la même concentration dans une activité de sports collectifs, individuels, de loisirs, il faudra alors prendre conscience et être à l'écoute des différents stress pouvant optimiser ou contrecarrer la concentration à l'effort.

Nous pouvons donc dire que votre réussite dépendra de votre volonté à mieux vous connaître en état de stress et d'adaptation à une situation nouvelle, à mieux comprendre ses craintes et agir positivement en nous focalisant uniquement sur le but à atteindre.

La gestion de votre mental passera par une approche compétitive de votre personne, la première lutte est avec vous-même, donc pratiquez, exercez-vous, ayez du vécu, de l'expérience, apprenez et modifiez votre approche si besoin pour élever votre performance.

**Les points à retenir pour votre concentration :**

- apprendre à se connaître et adapter le comportement adéquat suivant la situation ;
- comprendre les attentes de votre sport (règles, attitudes, la mentalité) ;
- repérer les facteurs internes et externes déstabilisants et se les approprier pour mieux s'adapter ;
- faire ses propres protocoles (mental, fiches, notes) et maintenir sa régularité ;
- soyez une sorte de robot dans l'exécution des tâches (allègement du mental) ;
- auto persuasion, visualisations mentales ;
- intégrez l'échec comme un élément clef de votre réussite, rien de négatif, « je progresse ».

# 7. Comment s'entraîner ?

Nous voici donc à un moment très attendu sur la question du : Comment ? Pourquoi ? Où ? Avec qui ? Les résultats, c'est pour quand ?

Il est clair que selon les chapitres évoqués précédemment, nous avons, de façon plus précise, élaboré des désirs pour nous prendre en charge sur nos objectifs à atteindre, et ce, avec une bonne dose de motivation.

La bonne question à se poser est : « Je m'entraîne dans quel but ? », et selon chacun, nous aurons donc des besoins multiples ou plus précis :

Bien-être général, à la recherche de sensation et de la découverte de soi, la perte de poids, le renforcement du corps, un sport individuel ou collectif vous motivant depuis toujours, le complément d'un autre sport, la préparation physique en vue d'un objectif précis (marathon, escalade, stabilisé ses appuis en golf..), problèmes de santé, se muscler suite à un accident, gymnastique prénatale et postnatale, évacuation du stress quotidien...

Selon votre but, découlera un entraînement adapté à ce moment précis, de votre niveau de condition physique de départ, le temps que vous pourrez vous accorder, une remise en question du but à atteindre si par exemple celui-ci prend trop de temps ou si vous avez mis la barre un peu haute.

Dans tous les cas nous serons progressifs, afin de toucher le moins possible à votre motivation et toujours éveiller votre excitation et satisfaction, je peux vous assurer une chose dont je suis plus que certain, « vous serez toujours gagnant et en sortirez grandi ».

Je vous donnerai donc les règles et bases pour un bon départ, je ne pourrai pas traiter tous les sujets et spécificités de certains objectifs de l'individu, je m'adresse au plus grand nombre et dans le cadre du bien-être.

Les bases de l'entraînement resteront les mêmes pour tous ainsi que le comportement qui en découle, vu que nous n'avons pas encore subi d'altérations génétiques profondes ces deux derniers siècles et ceux à venir, les effets physiologiques sont attendus et connus.

Cependant, tout comme les différences génétiques hommes/femmes sur le plan hormonal par exemple, nous pouvons dire qu'il existe une attitude et un mode training plus adapté pour la femme, et plus générique pour l'homme, l'un comme l'autre auront leurs avantages et leurs inconvénients, nous ne sommes pas parfaits, et en ce sens nous sommes « des êtres magnifiques » de complexité…

Il n'existe pas de gymnastiques « sexistes », vous aurez des disciplines ou activités compatibles sans équivoque aux deux sexes, certaines conviendront mieux à l'un ou à l'autre en fonction des attentes.

# Le constat : tests et évaluations

L'entraînement comprend cinq notions très importantes :

La Performance, La Progression, La Régularité, L'Économie, La Personnalisation.

Voici une définition très juste selon Monneret disant :

« *Ensemble méthodique d'exercices généraux, spécifiques, collectifs ou individuels ainsi que les règles de vie destinées à amener l'athlète à son rendement maximum pour la compétition dans une discipline sportive.* »

Tout bon départ commencera par une évaluation générale et/ou spécifique suivant le sport et les spécificités de la discipline, nous resterons simples, car les tests sont légion.

Ensuite, la condition physique représente à un instant « T » l'état des qualités ou capacités d'une personne, sachant que celle-ci est transitoire et évolutive. Elle est le résultat de quatre capacités selon « Letzelter » :

- la force/force maximale (Capacité à déplacer la plus grande charge possible) ;
- la vitesse/réaction (temps qui s'écoule entre le début d'un signal et la fin de l'action motrice) ;
- l'endurance (capacité à résister à la fatigue à court, moyen, long terme, suivant des filières énergétiques avec ou sans présence d'oxygène) ;
- la coordination (la souplesse et l'adresse).

En outre, votre système musculaire possède quatre caractéristiques, on dit que le muscle est : « Excitable, contractile, extensible, élastique ». Le muscle assure la relation avec le milieu externe en permettant le mouvement, il nous permet de lutter contre la gravité et il stabilise le corps, mais aussi sur le plan organique tel que la masse viscérale avec nos abdominaux, mais aussi la production de chaleur appelée « thermogenèse ».

C'est pourquoi, l'intérêt des tests est très important tout d'abord sur le plan informationnel, on pourra contrôler l'état fonctionnel et l'efficacité de l'entraînement et surtout d'individualiser le travail ; puis, le contrôle de la motivation de la personne par la stimulation de ses capacités, par des tests maximaux par exemple et une préparation mentale à la compétition ; enfin, connaissance de soi, du pratiquant en rapport des résultats.

La qualité des tests sera importante afin d'apporter une validité, un degré de précision par lequel la marge d'erreur est limitée, la fiabilité est aussi nécessaire par une norme établie et vérifiée, on pourra alors reproduire le test, notre objectivité sera requise afin de bien marquer l'indépendance des résultats par rapport au sujet.

## *Les tests cardio-vasculaires*

Test de Ruffier

Très souvent utilisé par votre médecin traitant et bien des professionnels, il permet de constater l'aptitude cardiovasculaire pour un effort de courte durée.

Consignes : pour la véracité et l'efficacité du test, contrôler que vous soyez en dehors d'un processus digestif important, un jour de grande fatigue, malade (fièvre, rhume, bronchite..), la prise de certains médicaments aussi peuvent perturber le résultat. Je conseille de s'allonger sur le dos au préalable, de se détendre pendant 3 minutes avec une respiration calme et profonde, vous ferez attention à vous relever calmement pour la fréquence cardiaque (FC), mais aussi votre tension.

Protocole : vous ferez 30 flexions de jambes pendant 45 secondes, la fréquence cardiaque sera prise 3 fois à des moments précis, avant l'effort, juste après l'effort, et 1 minute après l'effort (l'utilisation d'un Cardiofréquencemètre (CFM) est conseillée, la prise du pouls radial est peu précise, préférez au niveau du cou, sur la jugulaire, 2 cm à droite de la carotide).

Trois valeurs à considérer :
Fréquence cardiaque de repos ou FC0
Fréquence cardiaque en fin d'exercice ou FC1
Fréquence cardiaque 1 minute juste ou FC2, après FC1 et assis de préférence

Critique :
Méthode de calcul de Ruffier :
(FC0+FC1+FC2)-200/10 = Indice de Résistance (IR) à l'effort (de 0 à 20)

| Interprétation | Faible | Moyen | Bon | Fort | Sportif |
|---|---|---|---|---|---|
| 0 | | | | | X |
| Entre 0 et 5 | | | | X | |
| Entre 5 et 10 | | | X | | |
| Entre 10 et 15 | | X | | | |
| Entre 15 et 20 | X | | | | |

Obs. : si le sujet est stressé avec une fréquence cardiaque élevée, cette formule modifiée en tient compte :
IR= (FC1-70) + 2x (FC2 – FC0) /10

Test de Cooper

Il est un ancien test, considérer comme déclassé, nous devons courir (ou marcher) la plus grande distance possible en 12 minutes, je pense qu'il reste très intéressant, car son approche adaptative de son effort permet à la personne d'avoir une meilleure gestion de la course dans la progression.

Consigne :

La course peut se faire sur une piste d'athlétisme de 400m, un gymnase, je vous conseille d'éviter le bitume pour les chocs ostéoarticulaires, une paire de tennis digne du nom et de préférence à votre pied (consultez son podologue pour pied pronateur/supinateur, et/ou besoin de talonnettes adaptées).

Demandez toujours à votre médecin son avis, ne mangez pas 2 heures avant le test, buvez de l'eau, dans ce cas, il faudra s'échauffer un minimum pour optimiser votre test et prévenir de toutes blessures, je vous renvoie donc au chapitre « Échauffement », si cela ne devait pas aller, réduisez la cadence, voire stoppez le test si tout malaise devait surgir.

Critique :

Le résultat peut être exprimé en mètres ou kilomètres, nous aurons plusieurs valeurs intéressantes à noter, sur la base de ce test, les résultats sont approximatifs.

On aura un tableau de comparaison exprimé en mètres ou kilomètres, une analyse sur la Vitesse critique (VC) ou appelée Puissance maximale aérobie (PMA), une approche de votre Volume d'Oxygène Maximum (VO2max) et de la Vitesse maximale aérobie (VMA).

Commençons par une représentation simple avec le tableau en mètres :

| Val. Mètres | H/F | H/F | H/F | H/F | H/F | H/F |
|---|---|---|---|---|---|---|
| C.Physique | 13 à 19 ans | 20 à 29 ans | 30 à 39 ans | 40 à 49 ans | 50 à 59 ans | + de 60 ans |
| Alerte ! | <2100 / <1600 | <1950 / <1550 | <1900 / <1500 | <1850 / <1400 | <1650 / <1350 | <1400 / <1250 |
| Mauvaise | <2200 / <1900 | <2100 / <1800 | <2100 / <1700 | <2000 / <1600 | <1650 / <1350 | <1650 / <1400 |
| Moyenne | <2500 / <2100 | <2400 / <1950 | <2350 / <1900 | <2250 / <1800 | <2100 / <1700 | <1950 / <1600 |
| Bonne | <2750 / <2300 | <2650 / <2150 | <2500 / <2100 | <2500 / <2000 | <2300 / <1900 | <2150 / <1750 |
| Très Bonne | <3000 / <2450 | <2850 / <2350 | <2700 / <2250 | <2650 / <2100 | <2550 / <2100 | <2500 / <1900 |
| Excellente | >3000 / >2450 | >2850 / >2350 | >2750 / >2250 | >2650 / >2150 | >2550 / >2100 | >2500 / >1900 |

**Vo2Max**

La Vo2Max ou PMA est la consommation d'oxygène pour un exercice d'intensité maximum, elle est calculée en ml d'O 2/mn et par kg, elle est en moyenne de 45 ml et d'un maxi de 90 ml, notre capacité vitale est un facteur important.

Son calcul peut se faire ainsi <u>: Vo2Max</u> = 22,351 X D(distance) – 11,288

Exemple : si je parcours 3000 mètres soit 3 km, j'aurai (22,351x3) -11,288=67,05-11,288=55,76

**VMA**

Un autre indice la <u>VMA (Vitesse Maximale Aérobie)</u> : VMA = Vo2Max / 3.5

Pour le même exemple, je reprends la Vo2Max soit : 55,76/3.5=15,93

Ces deux indices sont donc le point de départ pour suivre la progression et déterminer les démarches d'entraînement visant le progrès, j'insiste sur le fait qu'il s'agit de valeurs indicatives, les tests les plus précis se font par les médecins spécialisés et dans les centres médico-sportifs.

Un petit aparté nécessaire sur la fréquence cardiaque, au repos dit FCR elle peut être comprise entre 50 (très basse) et environ 85 pulsations pour le sédentaire.

À l'effort, bien évidemment elle variera en fonction de l'intensité, votre façon de gérer l'effort, de votre état de stress, et de votre niveau d'entraînement.

**Fc Max**

Puis vous aurez la Fréquence cardiaque maximale (FC Max) ou théorique (FcMax) qui se calcule de maintes manières, et il y a eu bien des évolutions sur la question, une des formules les plus connues était celle d'Astrand :

FC Max = 220 – âge et pour les dames, préférées FC Max=226 – âge, la valeur reste une moyenne théorique

Voici ci-après une formule très fiable et ajournée en 2007 de Gellish et Coll. :

FC Max = 207-(0,7 x âge)

Exemple d'une personne de 40 ans, nous aurons FC Max = 207-(0,7x40) =179 pulsations.

Pour notre fréquence cardiaque de repos, détendez-vous 5 minutes et utilisez un bon cardio fréquencemètre.

Et vous aurez une valeur indiscutablement nécessaire à nos objectifs et aussi sur le plan préventif, la Fréquence cardiaque de Réserve (FCR), elle nous permet d'exprimer une intensité d'effort, et c'est avec ce calcul que vous baserez en pourcentage de votre maximum, l'intensité d'une séance cardiovasculaire (ex : entre 50 et 80% de la FCR), le calcul est le suivant :

FCR = FC Max – FC de repos

Exemple : pour le même sujet de 40 ans nous aurons, FCR = 179-65 pulses= 114 pulsations

Si la personne veut travailler à 65%, il les rattachera à sa FCR soit 114 x 65/100=74,1 pulsations auxquels il ajoute sa fréquence de repos, nous aurons enfin : 74,1+65=139,1 pulsations (zone cible de travail).

Test Léger et Coll.

Appelé aussi test de « Course navette », il évalue votre Vo2Max et une Vitesse maximale aérobie vue auparavant (VMA), vous aurez deux lignes ou plots espacés de 20 mètres et une bande-son produisant des bips réguliers (pendant 2 minutes) au départ et qui viendront à se réduire (toutes les minutes), lorsque l'athlète ne peut plus suivre, il est alors en vitesse critique, on parle alors dans ce cas de Puissance Maximale Aérobie (PMA).

Consigne :

Attention, ce test aura des vitesses différentes selon l'environnement, à considérer (sur piste ou terrain...), il sera facile à mettre en place puisqu'un simple mp3, une distance marquée de 20 mètres suffiront pour le pratiquer ; en outre pour les sujets à forte corpulence, faire attention aux appuis, car il faut freiner et repartir.

Même chose que le Cooper test, si sédentaire ou autres soucis, demandez à votre coach ou votre médecin préalablement, le test durera environ 11 minutes.

Critique :

Formule dans ce cas pour le Vo2 :

31,025+(3,228 x Vitesse du palier) - (3,248 x âge) + ((0,1536 x Vitesse du palier) x âges)

| Temps-min | Paliers | km/h | m/min | m/sc | Vo2 ml/min/kg | Paliers originaux | Temps-Mn |
|---|---|---|---|---|---|---|---|
| 0 | 1 | 8 | 133,3 | 2,22 | 26,2 | 1 | 0 |
| 1 | 2 | 8,5 | 141,7 | 2,36 | | X | |
| 2 | 3 | 9 | 150,0 | 2,50 | 29,2 | 2 | 1 |
| 3 | 4 | 9,5 | 158,3 | 2,64 | | X | |
| 4 | 5 | 10 | 166,7 | 2,78 | 35 | 3 | 2 |
| 5 | 6 | 10,5 | 175,0 | 2,92 | 37,9 | 4 | 3 |
| 6 | 7 | 11 | 183,3 | 3,06 | 40,8 | 5 | 4 |
| 7 | 8 | 11,5 | 191,7 | 3,19 | 43,7 | 6 | 5 |
| 8 | 9 | 12 | 200,0 | 3,33 | 46,6 | 7 | 6 |
| 9 | 10 | 12,5 | 208,3 | 3,47 | 49,6 | 8 | 7 |
| 10 | 11 | 13 | 216,7 | 3,61 | 52,5 | 9 | 8 |
| 11 | 12 | 13,5 | 225,0 | 3,75 | 55,4 | 10 | 9 |

Exemple sur un sujet de 40 ans étant arrivé au palier 9 :

31,025+(3,228 x 12 km/h) - (3,248 x 40) + ((0,1536 x 12 km/h) x 40)

31,025+(38,736) - (129,92) + ((1,843) x 40)) =

31,025+(-91,184) + 73,72=

-60,159+73,72=13,56 vitesse course

Les autres tests d'endurance :

Il existe aussi le test Vam-éval de Cazorla et Léger qui permet d'évaluer la vitesse maximale aérobie, il est une variante du test de Léger, on pourra aussi en déduire sa VO2max.

Vous trouverez en salle des tests d'effort sur machines cardio (vélos, rameurs, tapis de course, steppers), ils sont intéressants pour une personne ayant des problèmes de dos ou de genoux. Par exemple, on peut enlever la contrainte grâce à l'effet suspendu, mais attention, ils ne reflètent pas la réalité, car l'inertie produite par machine est démultipliée et/ou assistée, la difficulté est supérieure sur le terrain avec le travail des muscles stabilisateurs et de la réception sur ses appuis.

Comme je vous ai expliqué, j'essaie d'apporter des informations au plus grand nombre, si les calculs vous fatiguent, alors pas de soucis… !

Prenez un bon chronomètre, relevez le temps de votre parcours, relevez votre fréquence cardiaque de départ, puis à la fin de l'effort ; et surtout, observez en combien de temps le muscle cardiaque redescend, car c'est bien dans le temps de récupération que l'on reconnaît une personne en bonne santé, plus vous êtes en forme, mieux vous récupérer !

Pensez à bien adapter votre respiration à l'effort et surtout au début, ainsi vous éviterez la fameuse dette d'oxygène. Cela se produit en cours d'exercice par un mauvais départ ou en cours de celui-ci par une mauvaise gestion de la respiration ou d'une puissance (force x vitesse) inadaptée, la résultante est que lorsque vous vous arrêtez, le cœur continue de grimper en fréquence au lieu de commencer à chuter en pulsations, vous remboursez votre dette !

Une petite idée sur la récupération, un athlète de haut niveau à l'arrêt de l'exercice perd environ 10% de sa fréquence cardiaque en 40 secondes, 20% dans les 1,30 minutes. Donc au fil du temps, observer toujours plus votre récupération, vous pouvez avoir une tendance naturelle à avoir un cœur qui monte dans les tours, ce n'est pas grave dès l'instant que vous êtes progressif et que vous contrôlez.

## *Les tests de force et résistance musculaires*

Test de résistance musculaire « Caisson abdominal »

Protocole : Gainage en planche

Placez-vous face vers le sol en position de planche, appuis des coudes en dessous des épaules, jambes tendues en appuis demi-pointes, cambrer le moins possible (si lombalgie, fessier à hauteur d'épaules sinon genoux à terre), ventre bien rentré, respirez et tenez le plus longtemps possible.

Critique :

Excellent : + de 1'30 min / Bon : de 1'10 à 1'30 min / Moyen : de 31 sc à 1'09 min / Faible : de 20 à 30 sec / Très Faible : en dessous de 20 sec

Obs. : les Abdominaux interviennent fortement sur la stabilité du bassin, la respiration, la défécation, la toux, l'expulsion du fœtus, le maintien des viscères, mais aussi au bien-être de la région sacro-lombaire et du renforcement de celle-ci. Lorsque nous parlons de gainage, nous faisons allusion à une gaine, une ceinture, d'où le terme de ceinture pelvienne, le pelvis dit « Bassin », vous aurez donc les abdominaux en avant (grand droit de l'abdomen), le transverse, les petits et grands obliques, les lombes (muscles lombaires).

Test de force du muscle transverse abdominal

Protocole : La Chaise renversée

Vous serez allongé sur le dos, genoux fléchis, les pieds à plat au départ et un peu en avant de vos pieds dans la largeur du bassin. Vous placerez une de vos mains sur le bas-ventre, le ventre sera bien rentré et devra en théorie le rester, doucement à l'expiration vous levez un genou en chaise renversée.

Critique :

Si votre ventre se contracte en se rentrant, on peut dire que votre transverse est sollicité (un transverse fort et rétracté au départ ne bouge pas, le ventre ne se relâche pas)

Si votre ventre pousse votre main par un gonflement, votre transverse n'est pas sollicité (aucune conscience ou tonicité).

Si votre ventre se relâche avec un à-coup, ou pratique un contracté/relâché/contracté dans l'effort, il y a conscience de votre contraction du muscle transverse, mais un manque de tonicité de celui-ci

Obs. : Le transverse abdominal est le plus profond des muscles de votre sangle, et il est très important de le renforcer avant la fameuse tablette de chocolat (le grand droit de l'abdomen), ce dernier participe à la flexion du buste, mais il ne permet pas de garder un ventre plat et donc de rapprocher vos viscères de la colonne vertébrale, en somme, ce n'est pas parce que vous avez de magnifiques abdos, que vous n'aurez pas le ventre qui se relâchera et partira vers l'avant.

Test de force des membres inférieurs :

Protocole : La chaise

Placez-vous dos au mur, dans la largeur du bassin, les pieds, talons en dessous des genoux, un angle de 90° est formé (genoux et hanches sur la même ligne), serrez bien vos abdominaux, respirez et tenez le plus longtemps possible.

Critique :

Excellent : + de 1'30 min / Bon : de 1'10 à 1'30 min / Moyen : de 31 sec à 1'09 min / Faible : de 20 à 30 sec / Très Faible : en dessous de 20 sec

## *Les tests de mobilité et souplesse*

Notre mobilité fonctionnelle est mise à rude épreuve dans la vie de tous les jours, les douleurs et tensions que nous pouvons avoir sur la colonne vertébrale et les autres segments du corps. C'est pourquoi notre côté flexible et souple ainsi que la mobilité articulaire sont prédominants dans l'aspect fonctionnel de l'individu ; si bien que notre souplesse musculaire, l'état de nos tendons et ligaments, notre mobilité articulaire déterminent notre niveau de souplesse.

Bi-Test souplesse de la région lombaire et des ischios-jambiers

Protocole :

Prendre une margelle telle qu'un Step, monter dessus pieds nus avec les jambes tendues, de la position debout, arrondissez le dos et se laisser aller lentement vers le bas en allongeant les doigts le plus loin possible.

Critique :

Deux solutions pour interpréter le résultat, la méthode visuelle avec repérage et annotation, et la méthode chiffrée en cm.

| Hommes/Femmes | Genoux | Mi-Tibia | Cheville-Pied | Sol-poings | Mains à plat |
|---|---|---|---|---|---|
| Excellent | | | | X | X |
| Bon | | | X | | |
| Moyen | | X | | | |
| Faible | X | | | | |

Pour la première, le visuel consiste à repérer jusqu'à quelle hauteur les doigts arrivent (mi-cuisse, genoux, tibias, chevilles, pieds, et au-delà des pieds), au fil du temps, après annotation, voyez les progrès.

Pour la seconde, prendre l'exemple d'un mètre couture (ou règle graduée), et placer le chiffre 20 au niveau des orteils, noter où arrivent vos doigts (avant, à 20, ou après) ; sinon vous pouvez prendre tout ce qui est avant les orteils est négatif, et tout ce qui est après est positif (plus simple).

Obs. : vous observerez que certaines personnes peuvent être souples de l'arrière de cuisse, mais avoir une région sacro-lombaire très raide (lordose raide), et donc empêcher la descente en flexion de la colonne et d'atteindre votre maximum, bien sûr vous pourrez avoir aussi l'inverse, une personne ayant une bonne souplesse lombaire, mais avoir des ischios très raides.

Lorsque vous avez une lordose raide, quand le buste est en avant et dans la flexion, le bas du dos formera comme un plat (l'image de pouvoir poser un verre dessus) puis la colonne thoracique continue dans la flexion. Dans le temps pour une personne non « soudée » sur le bas dos, et ayant la dénomination de « lordose souple », pourra gagner en souplesse sur cette zone avec un bon travail d'allègement de vos disques intervertébraux (hydratation, mobilité articulaire et souplesse des muscles des lombes).

Possibilité de faire ce test en position assise à même le sol, toujours en jambes tendues et avec les orteils en flexion (surtout si douleurs lombaires).

**Tri-Test souplesse adducteurs et lombaires, mobilité de la hanche**

Protocole :

Prévoir un mètre couture, en position assise au sol, ouvrir les hanches en écart facial, très lentement et progressivement aller vers l'avant et en direction du sol jusqu'à votre maximum.

Critique :

Deux valeurs à relever grâce au mètre, en premier lieu, l'ouverture faciale, prenez d'un bout à l'autre votre mètre en vous plaçant à l'intérieur des chevilles (malléoles internes) et notez de combien est votre ouverture ; puis en second lieu, reprenez votre mètre et placez-le au départ de votre entrejambe, voyez jusqu'où arrivent vos doigts en dirigeant votre buste vers l'avant (possible pour les plus souples de relever la distance entre le nombril et le sol).

Obs. : Là encore, l'interprétation dépendra des facteurs musculaires, de mobilité et souplesse, par exemple vous pourrez être très souple sur les adducteurs, mais avoir une ouverture faciale limitée par un blocage de l'articulation de la hanche, ou bien être freinée lorsque le buste va en avant à cause de lombalgie et raideurs lombaires.

**Test de souplesse et mobilité de l'épaule**

L'épaule est complexe, elle est composée de nombreuses articulations (gléno-huméral, scapulo-thoracique, acromio-claviculaire par exemple), mais comprend un paquet vasculaire important où passent beaucoup de vaisseaux sanguins et nerfs, elle bien souvent mise à contribution et connaît des pathologies.

Protocole : Élévation frontale ou antépulsion

Prévoyez une règle graduée ou autre, placez-vous au sol en position allongée sur le ventre, regard au sol, les bras seront allongés devant vous avec les mains à plat, restez le plus stable possible, doucement, levez progressivement une main jusqu'à votre maximum, relevez la mesure entre le bout des doigts et le sol, reposez puis faites pareil pour l'autre bras.

Critique :

Lors de la levée du bras, faire attention à ne pas porter le poids du corps sur un côté, ce qui fausserait le test, en outre, vous constaterez certainement que nous n'avons pas toujours le même équilibre d'un côté à l'autre, peut-être une différence de 1 à 3 cm entre le bras droit et le bras gauche ; rien de grave, mais cela laisse suggérer de rechercher la source du problème et voir avec le spécialiste si on peut gagner ou se contenter !

Vous pourrez essayer de tester sous un autre angle votre épaule en prenant un long bâton ou manche à balai, tenez-vous debout, prenez le bâton le plus large possible, vous partirez de la position avant (au niveau des cuisses), et par palier, vous lèverez les bras progressivement au niveau des épaules et en face, puis au-dessus, puis si possible à l'arrière des épaules suivant votre mobilité et souplesse (ne forcez jamais).

## Fondamental de base : l'échauffement

« Il fait chaud ou j'ai chaud, ne signifie pas être chaud ! », ou encore vous pourrez entendre : « je n'ai pas arrêté de courir, c'est bon je suis échauffé ! »

Moi je dis « dommage pour eux », le fait de retirer l'échauffement fera de vous un sujet à risque, blessures, tendinites à répétition, moins d'efficacité et perte de performance dans la séance et pour vos objectifs à court ou moyen terme, et même pas la peine de parler alors de long terme.

Comprenez en plus qu'un échauffement est très personnel, il sera en fonction de vos préférences grâce aux nombreuses méthodes, mais surtout de par vos propres caractéristiques physiologiques, le type d'activité sportive pratiquée, ainsi il pourra être plus spécifique ou généralisé.

Vous êtes un super moteur diesel haute performance qui devra chauffer, certains individus auront besoin de chauffer plus que d'autres pour se sentir bien. On constatera alors une hausse de la température corporelle entre 38,5°C et 39°C, c'est une nécessité déterminante pour l'organisme pour que les capacités de la performance motrice et de la réaction physiologique se fassent avec efficacité.

Saviez-vous que par comparaison à un individu au repos, si l'on augmente sa température de 1 degré centigrade, la vitesse de son métabolisme croît de 13%, et 2°C de plus augmente votre vitesse de contraction musculaire de 20%. Encore plus impressionnant, le métabolisme est multiplié par 20 pour les activités d'endurance, et par 200 pour celles de la force et de la vitesse.

On entend par hausse du métabolisme, le fait d'augmenter la circulation sanguine grâce à la vasodilatation des capillaires amenant les substrats et l'oxygène, sur le plan musculaire, l'excitabilité du système nerveux central améliore la vitesse de contraction et de réaction, d'où une meilleure coordination.

En adoptant une attitude de contrôle dite non brutale, un échauffement par contractions et étirements vous évitera bien des blessures.

Aussi, sur le plan articulaire, vous augmenterez la production de liquide synovial (synovie) intra-articulaire, ainsi en 10 minutes environ vous pourrez augmenter de 10% l'épaisseur de vos cartilages mieux nourris.

Enfin, sur le plan cardio-pulmonaire notre échauffement sollicite les débits respiratoires et cardiaques ainsi que le volume sanguin, c'est pourquoi vous limiterez ainsi dès le départ un risque de dette d'oxygène.

Par définition l'échauffement est considéré comme l'ensemble des procédés qui aboutissent par progression à l'utilisation de l'appareil locomoteur.

La question tant attendue… Mais alors combien de temps doit-il durer cet échauffement ?

Je vous l'ai dit, c'est selon l'activité et l'individu, bon d'accord je me lance !

Pour bien faire et que cela passe bien suivant les situations, disons de 10 minutes à 20 minutes, au pire un échauffement ostéo-articulaire de 6 minutes peut faire l'affaire, mais là encore tout dépend ce que l'on va faire, attention !

## *Idéal en trois étapes*

Voici un idéal en trois parties à ne pas négliger :

Vous aurez une première partie appelée « Échauffement général » qui comprendra la partie « cardiovasculaire » puis « l'Ostéo articulaire », vous finir sur l'échauffement spécifique dit « Musculo-Tendineux ».

Échauffement Cardiovasculaire

Vous recherchez à solliciter simultanément le haut et le bas du corps, il est la base de la base, il vous permet d'amener l'oxygène dans tout l'organisme, donc ne pas forcer en termes de résistance en évitant la production de lactates (acide lactique) qui est un déchet du travail cellulaire sans présence d'oxygène.

Tout est bon, préférez les exercices qui sollicitent le plus de groupes musculaires et de calories et à faible résistance :

Corde à sauter, rameur, elliptique, vélo, tapis de course bien amorti (inclinaison à 10%), jogging, prévoyez un timing d'environ 8 minutes pour cette partie avec une fréquence cardiaque basse à l'effort, soit entre 110 et 130 pulsations (sauf si recommandation du médecin de ne pas faire, ou à un niveau inférieur).

Échauffement ostéo-articulaire

Il durera environ 6 minutes.

Commencez soit du haut vers le bas soit l'inverse pour solliciter les différents segments osseux, par exemple :

Cheville

Vous êtes debout et vous placez un pied sur la pointe en arrière, servez-vous de cet appui pour faire tourner la cheville dans un sens puis l'autre, passez sur l'autre jambe. Possibilité de se servir de la position fente en descendant le genou dans la flexion et en restant bien dans l'axe (attention aux crampes sous la voûte plantaire et au niveau des orteils).

Genoux

En largeur de bassin, bras en position cosaque, faites lentement des flexions de hanches et genoux (squats) environ 25 répétitions (reps), excellent exercice qui poursuit l'activation de l'ensemble locomoteur, vous pouvez remplacer l'exercice par des fentes (un pied en arrière en demi-pointe) rester bien droit, faites 15 reps pour chaque jambe.

Bassin

Debout en largeur de bassin, genoux fléchis, mains sur les hanches, faites des rétroversions et antéversions du bassin (bascule du bassin d'avant en arrière) une vingtaine de fois, mais aussi des « ondulations » droite-gauche, gauche-droite ; les hommes ne sont pas à l'aise avec le déhanchement, alors Messieurs, demandez à votre voisine ou votre femme, en général les cours de Zumba aident bien !

Flexion/Extension/Rotation/Inclinaison de la Colonne

Debout par exemple, pieds en largeur de bassin, genoux fléchis, bassin fixé par la contraction des abdominaux (le transverse profond), élevez les bras au-dessus des épaules en joignant les mains, puis toujours sans bouger les membres inférieurs, ni le bassin, inclinez latéralement et progressivement de chaque côté votre buste environ 5 fois.

Puis dans l'axe de départ, gardez les bras relevés, doucement, essayez d'emmener avec douceur votre dos vers l'arrière dans l'extension, puis au retour, placez les bras en face des épaules, menton vers la poitrine, arrondissez la partie haute du dos (thoracique) vers l'avant en creusant le ventre et sans bouger le bassin, faites 5 fois ces deux mouvements.

Enfin, faites des rotations à droite et à gauche de la colonne sans bouger le bassin, avec un ventre bien creusé (les mains sur les épaules peuvent être en cosaque), 5 fois.

Épaules ou Ceinture scapulaire

Avec ou sans bâton faites des mouvements larges d'avant en arrière et sans être violent, cela peut être fait un bras après l'autre. Il faut tenir compte de sa propre mobilité et peut-être faudra-t-il imiter l'amplitude. Le tout sur 1 minute.

Coudes – Poignets

Faites debout des flexions de coudes, puis placez par exemple une main sous un coude, et faites aller l'autre main (libre) vers vous à l'intérieur de l'ouverture, faites plusieurs va-et-vient pour chaque bras.

Pour vos poignets, entrecroisez vos doigts devant vous en rapprochant les avant-bras, puis faites tourner les poignets dans un sens puis l'autre plusieurs fois.

Nuque/Cervicales

En position debout ou assise, faites des flexions et extensions des cervicales (en avant et en arrière), puis sur le côté en latéral, puis en rotation droite/gauche, éventuellement menton poitrine et relevé la tête sur un côté, revenir au menton et remonter de la tête à l'opposé plusieurs fois.

Échauffement Musculo-Tendineux ou Spécifique

Il correspond en général à l'échauffement de votre activité, où vous vous rapprocherez de votre geste technique, vous pourrez alors faire une montée progressive de votre intensité pour permettre une préparation sécurisée plus en profondeur du système musculo-squelettique.

Vous pourrez donc passer à des charges d'entraînement modérées, mais cette fois-ci sur des 20 à 35 répétitions pour les grands groupes musculaires (membres inférieurs, grand pectoral, grand dorsal), vous serez, grâce à votre échauffement, plus disponible et pleinement réceptif au niveau neuro-musculaire. Votre concentration est optimale, l'influx nerveux est optimisé et permettra une bien meilleure contraction musculaire, psychiquement et affectivement, vous êtes prêt !

Vous l'avez bien compris, bâcler un échauffement risquerait de mettre votre séance en péril, et surtout, votre motivation à court et long terme.

## Honneur aux femmes !

Mesdames, mesdemoiselles, un grand plaisir de vous aider à retrouver une certaine quiétude pour atteindre vos objectifs !

Ce n'est pas pour cela qu'il faudra évincer le chapitre des « mâles », bien au contraire, tout est bon à prendre et à adapter, et justement sur la question d'adaptation, cela permet de revenir sur ce qu'il est préférable de savoir, comment utiliser à son avantage ses propres caractéristiques physiques et physiologiques à l'effort.

Vous avez une grande force qui bien souvent n'est pas assez exploitée, votre mental ! Eh oui… nous en avons tous besoin, et il se trouve que vous avez un potentiel qui dépasse largement celui des hommes dans bien des contextes, nous l'avons à nos dépens bien compris, hommes et femmes n'ont pas les mêmes processus mentaux, d'analyses, facultés à se sortir de certaines situations ou pour aller à un but.

Pour exemple, nombre de corps d'armée ont analysé concrètement le côté opérationnel de la gent féminine sur le terrain, il s'avère que le sujet féminin à un niveau de concentration supérieur à haute intensité et dans la fatigue, elle n'est pas du tout en équité sur le rapport de la force pure, mais elle est beaucoup plus endurante sur le plan cardiovasculaire, il y aurait beaucoup à dire sur ce vaste sujet, mais restons sur ce qu'il faut retenir, « mental et endurance ».

Je vous recommande de travailler sur vos points forts, et encore plus sur les points faibles ! En fait, en me basant sur mon côté empirique, le plus gros souci au « féminin » est basé sur l'approche, les idées reçues, le fait de retenir essentiellement le ou les côtés négatifs d'une activité (efforts, douleurs, inaccessibilité du but, vision de l'autre, prise de poids), les réticences sont grandes, il est vrai que trop souvent, l'entourage ne vous aide pas, ne vous comprend pas, ou n'a pas l'attitude adaptée pour que vous persévériez.

Donc sans vexer vos proches, réservez le temps qui vous est dû comme personne à part entière. Dites-vous que vous avez les clefs et l'ouverture d'esprit pour votre réussite, j'ai vu et vois encore tellement de changement dans les personnes coachées et celles qui ont su revisiter les ressources insoupçonnées de l'individu, ce positivisme s'applique à tout, votre condition physique est la clef de départ pour tout le reste, allez... On y va !

## *Les 8 vraies fausses bonnes idées reçues*

« Je fais mes abdominaux pour perdre mon gras »

Mauvaise pioche ! Faire ses abdos n'est pas la solution énergétique suffisante pour « taper » dans les réserves adipeuses.

S'ils sont bien faits, c'est-à-dire en sollicitant son muscle abdominal le plus profond, le transverse (celui qui vous permet de creuser et de garder le ventre bien rentré), sans donner d'à-coups dans une flexion de buste, sans compter les répétitions, mais en allant à la congestion (brûlure si particulière de cette zone), alors vous serez efficace.

Oui, efficace, pour un ventre plus plat, une taille plus fine, et un dos plus protéger, la taille composée du petit et grand oblique travaille en synergie dans le mouvement du Crunch par exemple.

Si par malheur, vous ne rentrez pas le ventre (grâce au transverse), vous reviendrez à faire de magnifiques descentes d'organes en direction du plancher pelvien, cas typique des années 80 encore vu de nos jours.

Pas de gros efforts, mais seule l'intensité compte, allez à la saturation complète avec un temps de récupération très court (20 secondes au maximum), le tout entre 5 et 10 minutes par jour ; pour le petit bourrelet sous-ombilical, je vous laisse revoir le chapitre « alimentation », un ventre peu ou bien gonflé peut révéler une petite inflammation des viscères abdominales (petit et gros intestin), une petite détox et un allègement en sel (sodium) sera profitable (effet pschitt garanti !), rajoutez quelques exercices de taille en circuit avec du travail lombaire et vous serez magnifique.

Si vous pratiquez un travail en circuit haut et bas du corps (3 à 7 exercices), servez-vous du dernier exercice comme récupération active avec vos abdominaux (à saturation).

« La Musculation, ça fait grossir ! »

Voici une des réflexions les plus connues et qui persiste encore à croire que la masse musculaire se résume à une future culturiste de type Autrichienne « Schwarzy en jupon » avec toute la panoplie (du haut vers le bas : mâchoires carrées, épaules de déménageurs bretons, pectoraux à l'hélium ; un fessier d'haltérophile, les cuisses des sœurs Williams, et enfin les mollets de Mme Doubtfire).

Je vous le dis, changez vite votre approche mentale sur le sujet, vous avez beaucoup à perdre, et tant à gagner.

Sur le plan génétique, aucun risque de se comparer à la gent masculine bourrée naturellement d'hormone de croissance et de testostérone. En comparaison, vous en produisez aussi, mais a minima, pour la femme, ce sont surtout les œstrogènes qui prennent le dessus pour vous permettre de stocker plus facilement les lipides, via les fameuses cellules graisseuses (adipocytes), cette cellulite disgracieuse qui vous chagrine tant. C'est ainsi que la nature a choisi d'assurer la pérennité de la race humaine pour sa procréation, c'est vrai, des fois que vous ayez le désert à traverser !

Amincissement (vous pouvez faire le même poids qu'auparavant, mais avec deux tours de taille en moins). Fermeté, ligne harmonieuse du corps, la peau qui se retend, augmentation de votre métabolisme basal (vous brûlez plus de calories au repos), processus de combustion des gras accéléré, meilleure circulation sanguine et vascularisation, renforcement du tissu osseux, le complément d'un autre sport (prévention des risques de blessures pour le ski alpin par exemple), plus grande capacité à supporter la fatigue et le stress quotidien.

Et la liste est encore longue, si elle est mal comprise, c'est d'abord une question de bonne approche et avec de vrais professionnels qui sauront vous transmettre le désir d'en savoir plus sur vous-même. Effectivement, si elle est mal faite, catastrophe, et assurément, vous aurez de la réticence sur le sujet.

Essayez deux à trois séances de 45 minutes, avec des exercices d'abord globaux (squats, soulevés de terre, épaulé-jeté, arraché, presse) qui assureront une bonne dépense énergétique et qui auront un impact important au sein de la cellule musculaire. Les muscles de charpente dits « profonds » seront plus sollicités, puis des exercices plus localisés pour les hanches, fessiers, cuisses, triceps.

Préférez des séries longues avec peu de temps de récupération (moins d'une minute), et surtout adopter des mouvements qui vous emmènent sur une bonne amplitude, afin de garder un muscle longiligne (par de mouvements courts). Progressivement avec votre entraînement vous verrez les progrès, vous récupérez plus vite et pourrez augmenter la charge et l'intensité pour aller plus loin dans votre densité musculaire, rappelez-vous que le muscle fond beaucoup plus vite que la graisse.

Bien sûr l'alimentation sur le rendu « plastique » corporel est indissociable, c'est un rapport d'environ 60% alimentation, 40% entraînement (musculation, cardio, stretch), si ce n'est plus, je vous en conjure, faites-le !

« Seul le cardio fait perdre du poids ! »

La réponse est non ! Pas seulement, les activités cardiovasculaires telles que le jogging, le vélo, la corde à sauter, la natation, la marche, les cours aérobic dirigés sur l'endurance, toutes les machines suspendues ne suffisent à conduire le pratiquant à la perte de poids.

Prenons le problème à la base, la première chose à régler facilement sans se bouger est ce que l'on ingère ; le comportement alimentaire sans parler de régime, permettra très facilement d'inverser la tendance, et encore une fois, volonté et prise de conscience des erreurs seront les clefs de votre réussite sans se priver.

C'est logique et mathématique, les comptables de formation vont sourire, si vous cherchez une balance équilibrée, alors vous aurez un équilibre des comptes :

Débits = Crédits / Emplois = Ressources / Actifs = Passifs

Donc aucun changement, vous stagnez, voire stockez si vous avez de l'excédent calorifique, *a contrario* si vous vous dépensez plus en calories que vos ingestions alimentaires, vous irez vers la perte de poids à coup sûr, commencez par retirer le superflu (voir chapitre alimentation).

En corrélation, oui, c'est là que le cardio intervient et va « doper » considérablement votre comportement alimentaire, car une séance d'endurance fait brûler du gras et sur le plan énergétique dans la limite de la durée, de l'intensité, et du taux restant de sucres dans le sang (le glycogène).

Une petite information sur le ratio ingestion/dépense, un whisky bien servi (plus de 8 cl) correspond à environ 450 Calories, rajouter une belle poignée de cacahuètes bien salées à souhait (10 calories = 1 cacahuète), disons 300 calories, et là bing, sans vous resservir, vous êtes déjà à 750 calories, et sans avoir mangé.

Espérer dépenser au maximum 600 calories pour une heure de cardio, sachant que si votre corps a encore un taux de sucre élevé dans le sang, alors le processus de combustion des gras ne commencera qu'après, en général 30 à 40 minutes, eh bien non, ce n'est pas désespérant, comme pour beaucoup de choses, il suffit de le savoir, ainsi vous faites vos choix.

Il existe bien des astuces non traumatisantes pour votre moral, votre mental, et vos plaisirs de la vie, la somme du bon comportement alimentaire (retirer déjà le superflu), couplée à la dépense énergétique donnent des résultats formidables.

Une astuce efficace, je me lève le matin tranquillement la tête dans le brouillard, et faites une demi-heure au minimum de marche rapide, ou un footing tranquille, vous pourrez ainsi brûler deux fois plus rapidement votre gras, du fait d'un taux de glycémie assez bas le matin à jeun, ça marche très bien.

Garder toujours l'activité cardiovasculaire pour l'oxygénation du corps, la détox de celui-ci qu'il procure en épurant les différents déchets de l'organisme, la récupération des différents tissus musculaire, et bien sûr l'entraînement de votre muscle cardiaque à des fins de préventions.

Vous voulez brûler plus de calories à ne rien faire, c'est possible ! Alors encore et encore j'insiste sur la musculation « féminine », votre métabolisme de repos sera décuplé et vous brûlerez plus lors de la récupération, c'est formidable non !

<u>Mon fessier et rien d'autre</u>

Ah ce fessier, pourvu qu'il soit galbé, remonté, ferme, et désiré ! Je vais vous avouer quelque chose, eh bien, l'homme moderne d'aujourd'hui prend plus conscience de sa ligne sans être dirigé que sur les pectoraux, bien des élèves ou amis m'ont demandé : « Mais que puis-je faire pour mes fesses ? Ma femme me dit que je commence à ressembler à une blatte... »

Donc du fessier, oui ! Que du fessier, pas vraiment !

Il est le plus volumineux et le plus puissant de votre corps, c'est un peu comme vos mollets, certain(e)s sont avantagés dès le départ et auront des facilités à maintenir ou développer ce muscle ; quoi qu'il en soit, un muscle peut se développer de façon globale (exercices de base sur plusieurs groupes musculaires) et de façon localisée (exercices spécifiques).

À quoi sert votre « gluteus-maximus » (muscle grand glutéal ou grand fessier), suivant les points fixes (fémurs ou bassin) il est stabilisateur de votre bassin (pelvis), il permet de rétroverser celui-ci (la bascule) par sa contraction, il participe aussi à l'extension de votre cuisse et de sa rotation vers l'extérieur (latéralement), donc dans la course, la marche, votre « précieux » est constamment sollicité.

Le problème majeur dans sa sur-sollicitation est que vous risquez de créer des pathologies, par le fait qu'il faille toujours équilibrer les chaînes musculaires. Eh oui, comme pour l'alimentation, tout est bon et tout est toxique, tout dépend du dosage ; j'entends souvent : « hors de question de travailler mes cuisses, elles sont déjà assez grosses ».

Beaucoup de personnes ne sont pas assez concentrées sur le ressenti et font un mouvement pour un mouvement, c'est avant tout un travail de mental pour la bonne exécution d'un mouvement. Puis sur un juste placement, et avec une bonne stabilisation, autrement dit, vous vous devez de verrouiller vos abdominaux constamment, car beaucoup de lombalgies et douleurs dorso-lombo-sacrées sont déclarées par négligences ou pire, par de mauvais conseils.

Un point important sur la compréhension et l'acceptation de soi, que va-t-il encore nous sortir ?

Pourquoi certaines ont-elles plus de fessiers et de cambrures que d'autres ?

En tout premier lieu, il ne faut pas confondre la courbure lombaire désignant la cambrure, et le galbe fessier représentant le volume de celui-ci, en ces mots, vous pouvez très bien avoir un sujet qui possède une faible cambrure, avec une forte densité musculaire du fessier, le résultat sera un trompe-l'œil sur la région basse du dos, vous aurez l'impression que la personne est plus cambrée qu'elle n'y paraît.

Cependant, vous pourrez avoir à l'inverse, une personne bien cambrée avec finalement moins de galbe fessier, le résultat sera donc un visuel plutôt agréable ; et là, fin du fin, limite la haine commence à vous envahir, à la vue d'une jolie dame avec une belle courbure lombaire accentuée (très cambrée), plus un « méga » fessier tonique, la résultante est souvent agréable dans le visuel voire impressionnant.

Si cette personne à une faible tonicité au niveau abdominal, elle souffre très certainement du dos, pour peu, ou elle porte de magnifiques talons aiguilles 9 cm, et avec une belle ou forte poitrine, c'est la totale pour les pathologies de la région lombaire et sacro-iliaque.

Pour finir sur ce descriptif nécessaire, d'une façon presque générale, une femme avec une forte cambrure aura très souvent un fessier plus galbé, alors que celle ayant une cambrure lombaire dite effacée, aura fréquemment une fesse « tombante » ; je n'irais pas sur le discours des grandes et des petites femmes, je n'aime pas les moyennes, étant donné que nous sommes tous uniques et donc des exceptions.

**Les exercices pour le fessier à privilégier sont :**

Lors d'activité cardiovasculaire, soyez bien chaussées, bien amorties sur vos tennis, la marche avec un bon appui talon surtout lorsque vous montez les marches, le jogging, en salle ou chez vous avec le stepper (appuis talon avec buste légèrement en avant), tous les cours fitness dirigés sur la question.

En outre, vous n'échapperez pas à la musculation en séries longues (entre 15 et 30 reps), le squat est radical, mais attention au dos et au genou, je ne saurais trop vous conseiller de faire des fentes qui est avant tout un exercice pour le fessier. En machine muscu la presse à 45 degrés est excellente en plaçant vos pieds largeur de bassin et légèrement relevés.

Puis les exercices plus ciblés debout ou au sol (extensions de hanches, avec lests ou élastiques), les exercices sont légion, variez-les avec un travail de la hanche, des cuisses et des abdominaux, pensez à terminer par un cardio si possible en fin d'entraînement, une séance de 50 minutes sera parfaite si vous mettez de l'intention, dépassez-vous les filles, vous le méritez !

Et s'il vous plaît, n'étirez pas ce fessier à la fin de l'entraînement, il doit rester « ferme ».

Sauna et Hammam, je perds mes kilos superflus

Beaucoup de controverse sur l'effet perte de poids du sauna et du hammam, on entend dire encore que nous pourrions perdre de 300 à 1000 calories pour 30 minutes d'activité passive dans ces procédés.

Ma réponse : « On est loin du compte ! »

Voyons un peu, donc si je pose mon fessier dans une pièce chaude pendant 30 minutes, je viendrai à perdre de 10 à environ 33 calories par minute, si je compare à mon ergomètre professionnel, j'arrive à brûler 10 calories pour 1 minute (énergie nécessaire à l'effort), et la cadence est plutôt élevée, je pense que le seul lien serait l'effet coup de chaud !

En réalité, votre corps dépensera de l'énergie selon votre métabolisme de base, pour une femme de 60 kg avec un tempérament sédentaire et peu tonique, en restant assise à admirer un beau paysage, elle consomme environ 65 calories à l'heure, donc 6,5 calories pour une minute.

Pour notre cas d'école dans le sauna ou hammam multipliez par 1,5 soit 9,75 calories pour une minute, simplifions à 10 calories soit 300 calories pour 30 minutes, oui, mais, c'est sans tenir compte que vous n'arrivez pas forcément dans un four à 90°C, tout le monde ne peut pas, et mieux vaut monter *crescendo* en gardant un maximum de confort, donc vous serez en dessous de 300 cal/30 min.

Nous sommes bien loin des 1000 calories !

Cependant mon conseil, imaginons que vous terminiez votre séance de gym par un petit cardio de 20 minutes, lorsque vous vous arrêtez, en fait votre corps continue de brûler des calories pendant environ une demi-heure et de façon conséquence.

Il serait de très bon augure alors comme effet *boost* d'aller dans votre sauna entre 15 et 30 minutes. N'hésitez pas toutes les 10 minutes à sortir prendre une douche légère en terminant bien froid sur les jambes, excellentes pour la micro-circulation, ainsi que pour l'effet vasoconstriction (fermeture des vaisseaux), et vasodilatation (ouverture des vaisseaux), permettant une très belle vascularisation et évacuation des déchets par la transpiration.

C'est pourquoi vous perdez du poids en eau, et vous le reprendrez aussi vite en vous hydratant, vous aurez une très bonne récupération et décontraction.

Il y a bien sûr des contre-indications à la pratique (cardiaques, phlébites, caillots, mauvais retour veineux), si le sauna est trop sec, préférez le hammam, il existe aussi la cabine sauna infrarouge qui permet les mêmes effets que le sauna traditionnel avec une température plus basse de l'ordre de 40°C, certain ont aussi la luminothérapie qui est non négligeable pour votre relax.

<u>Je me pèse tous les jours !</u>

Se peser est un bon moyen de contrôle, encore faut-il avoir une bonne balance qui ne se dérègle pas.

Cependant il est fréquent que cela tourne vite à l'obsession et je peux vous dire que les désagréments liés aux variations de poids de 24 à 48 heures, peuvent vous plomber le moral. Une simple pesée par semaine suffira, je vous conseille fortement d'orienter votre « *check-up* » sur le visuel de la silhouette, et de la taille des vêtements ; vous pouvez rajouter une prise des mensurations (tour de poitrine, taille, hanches, cuisses, genoux par exemple).

Aussi, vous trouverez beaucoup de balances dites « impédancemètre » qui permettent de calculer votre poids, la masse hydrique, la masse grasse (et par régions corporelles), la masse viscérale, la masse osseuse.

Là encore attention à opter pour un budget « moyenne gamme, voire haut de gamme » dans un but de précision ; là aussi, il y a des règles lors de la pesée, éviter lors de votre cycle menstruel (le taux d'hormones remonte l'indice lipidique (taux de gras), mais aussi lors de la grossesse.

Bien vérifier si la balance possède les valeurs « sédentaire » et « sportif », car la densité musculaire n'est pas la même ainsi que sur la dépense énergétique, pour un culturiste par exemple, la balance est complètement perdue !

Il existe un autre moyen d'avoir des informations sur sa masse grasse, c'est le relevé grâce à la pince à plis cutanés de « Harpenden » (onéreux). Elle est validée comme étant fiable, pour les autres références que vous trouverez en pharmacie, les résultats sont approximatifs, le relevé se fait au niveau du triceps, biceps, de l'omoplate et de la taille.

Revoyons quelques valeurs pour mieux se situer, notre IMC (indice de masse corporelle), qui est une valeur indicative de la situation de l'individu sur les données telles que le poids et la taille :

Formule de « Quételet » datant du XVIIIe siècle regroupant les hommes et les femmes (sédentaires)

<u>IMC</u> = Poids (kg) / (taille en m x taille en m)

Ex. = 60 kg / (1,65 x 1,65)= 60 / 2,72 = 22,05

<u>Interprétation</u>

| IMC | Interprétation |
|---|---|
| < 15 | Sous-alimentation |
| 15 – 18,5 | Maigreur |
| 18,5 – 25 | Normal |
| 25 – 30 | Surcharge pondérale |
| 30 – 35 | Surpoids |
| 35 – 40 | Obésité |
| > 40 | Obésité extrême |

Ici, notre sujet est dans une situation normale selon le tableau, mais il faudra qu'elle se surveille, et si la personne se trouve plutôt en surpoids « visuel », certainement que l'activité sportive lui sera conseillée afin d'opérer un transfert des masses corporelles de la graisse vers le muscle. Le souci est qu'il existe plusieurs formules tenant compte de la taille du poignet ou du type d'individu (morphotype), et que la présente formule est prise en considération par de nombreuses compagnies d'assurances.

Donc imaginez votre surprise pensant que tout allait bien, vous vous apprêtez à signer un contrat d'assurance vie et l'on vous annonce une majoration conséquente de la cotisation à la vue de vote IMC (encore moins acceptable si la personne en face de vous se porte plutôt bien en chair…) ; l'indice ne tient pas rigueur si vous êtes sportif (masse maigre importante), grosse ossature, etc.

Des études ont démontré que des taux de graisses élevés sont souvent en relation avec des affections telles que le diabète, certains cancers, l'hypertension, les maladies cardiovasculaires et d'autres affections, nous n'avons pas le même taux de gras dans la journée, lorsque vous êtes déshydratées, le taux de gras remonte.

Donc si vous faites un relevé basé sur le poids le matin, d'accord, mais un relevé basé sur taux adipeux, ce n'est pas conseillé, il sera plus important le matin, donc nous nous devons d'avoir un maximum d'informations avant d'interpréter.

Allez hop… 3 heures de sport par jour pour mon objectif !

Un ou des objectifs, c'est bien, tenir un cap et accéder à de nouveaux challenges, c'est l'idée pour perdurer dans le temps et avancer.

Cependant, nous devons nous méfier de nos débordements d'états affectifs, de notre sur-motivation de départ pouvant occasionner une baisse importante de moral si nous trébuchons en cours, et le risque est grand. Alors, la meilleure solution pour votre réussite, la planification.

En effet, pour des raisons affectives, psychologiques, physiologique et de timing, nous répondrons bien mieux à une organisation « structurelle » de l'esprit et pour le corps, 3 heures par exemple en une seule fois n'est pas chose aisée, mais faisable, avec un risque de blessures, et une récupération qui ne permettra pas de récupérer rapidement en fonction de votre intensité et de votre entraînement.

Si vous avez le temps de vous accorder 1h30 matin et après-midi, c'est déjà mieux, mais sincèrement, mieux vaut s'entraîner entre 45 minutes et 1h30 tous les jours, cela sera bien plus acceptable et accessible et valorisant pour la qualité de la séance !

Mon conseil, ne dépassez jamais 2h d'entraînement pour une séance comprenant dans l'absolu, l'échauffement, la séance proprement dite, le retour au calme par une activité cardio-vasculaire si possible. Évitez de forcer sur les étirements au début, mais aussi à la fin de la session, optez plus pour le facteur étirement en dehors de la séance elle-même, cela est plus bénéfique en termes de fatigue et de récupération musculaire.

De plus, rien ne vous empêche de « pondérer » vos séances en entrecoupant d'une journée de récupération, vous pouvez vous entraîner une heure le premier jour, une heure et demie le deuxième et mettre un jour de récupération le troisième, ou bien aussi un jour sur deux pour commencer, après, si vous arrivez à gérer l'intensité de vos séances au jour le jour, vous pourrez vous servir du week-end pour être « *off* ».

Le corps humain possède un principe régulateur appelé « homéostasie », il nous permet de retrouver un état « normal » et d'équilibre lorsque nous sortons de celui-ci. C'est comme cela que l'on reconnaît une personne en forme, elle récupérera dans un temps très court, après un effort d'intensité moyenne ou élevée, cela pourra varier selon l'âge, le niveau de pratique. Un constat invariable, plus le sujet est entraîné, plus la récupération se fera rapidement.

Tout comme un stress, le corps humain n'aura pas d'autre choix que de s'adapter, cela s'appelle « l'entrophie », dès qu'elle est installée, c'est-à-dire dès que vous sentez que votre corps encaisse mieux les entraînements, il sera temps de varier pour progresser en augmentant l'intensité des séances. La variété des exercices, et aussi en ayant une récupération de plus en plus active, par exemple optez pour faire différentes activités cardiovasculaire (courir, vélo, natation..) Sur votre journée « *off* ».

Vous avez très certainement entendu parler des termes « Anabolisme et Catabolisme », l'anabolisme correspond à la transformation par le corps de substances simples en substances complexes (protéines par exemple), et le catabolisme lui, transforme les substances complexes en substances simples (ex : le glucose, la dégradation de la cellule graisseuse ou adipocytaire).

Ainsi nous parlons bien de votre « Métabolisme » qui est donc l'ensemble des phénomènes de synthèses et de dégradations indispensable à la vie, et grâce à votre activité physique, vous « *boostez* » positivement son fonctionnement.

Ainsi, on peut dire que nous remplissons parfaitement la fonction de la cellule à savoir de la vie (boucle : naissance, vie, adaptation, reproduction, mort, naissance…), et sur le plan entraînement en exemple, vous détruisez de la fibre musculaire pour mieux reconstruire celle-ci et progresser.

Donc, s'entraîner en cherchant la progression sera votre but ultime, la vie est mouvement, notre mobilité et notre curiosité à nous adapter à de nouvelles expériences, feront de vous une personne réactive et ayant une réponse toujours meilleure face à l'inconnu. N'hésitez pas à varier les activités (sports individuels, collectifs…), essayez-vous et, « Performez ».

Prendre un Coach, c'est pour les riches !

Être suivi, être conseillé, même les plus grands sont coachés, en savoir-vivre, communication, entrepreneuriat, marketing, et en sport bien sûr ! Alors pourquoi pas vous…

Mettons l'aspect financier de côté pour l'instant, nous y reviendrons, figurez-vous que bien mettre son pied à l'étrier avec une aide compétente sera des plus bénéfiques. Le professionnel sait détecter, repérer et conseiller grâce à un diagnostic de départ, mais il ou elle ne se contentera pas que de tests physiques, il est un professionnel de santé qui s'intéresse à l'aspect mental et émotionnel de la personne, et surtout les vraies motivations qui vous ont amené à aller vers lui.

Cela dit, je vous conseille de vous assurer que la personne soit bien diplômée, qu'elle ait une bonne réputation, son vécu sportif, car comme dans toute corporation, certaines personnes « s'improvisent » coachs en tout genre, donc être vigilant ne sera pas de trop, on ne rigole pas avec votre plus précieux trésor, la santé.

Très certainement que vous avez un bon entourage, eh oui, votre entourage, savoir s'entourer des bonnes personnes, je parle de celles qui vous sont proches, ou moins proches, mais dans les deux cas, elles vous apportent dans la réciprocité, elles seront à votre écoute et ne vous jugeront pas.

Peut-être, êtes-vous trop proches et vous avez le sentiment de ne pas être écouté, ou bien le message a mal été interprété, vous connaissez déjà cette situation, et c'est pour cela qu'une personne extérieure à votre groupe aura un avis beaucoup plus objectif, dans notre cas, le professionnel.

## *Le Pilates, indispensable ?*

Certaines pourraient penser que le Pilates répond à un certain snobisme, ou bien une secte basée sur une attitude « Zen », une méthode unique dédiée à la femme, mais il n'en est rien !

Pratiquer le Pilates est franchement un engagement dans le bien-être de l'homme et de la femme, la prise de conscience que l'on existe bien au travers du corps et de l'esprit, il faudra abandonner l'idée « Zen » puisque la « Méthode » répond à trois critères fondamentaux qui sont :

La Force, La Mobilité, La Souplesse.

Il s'agit bien d'une gymnastique douce de renforcement, non traumatisante, qui travaille sur votre charpente osseuse et donc sur les muscles de structure dits profonds qui s'attachent sur les os ; le travail se fait au sol avec ou sans petits matériels, et sur gros matériels (Reformer, Cadillac, Stability chair...).

Son créateur de souche allemande « Joseph Pilates » est l'inventeur du terme « Contrology » ou « Contrôlogie » désignant l'art de contrôler le mouvement avec une précision visant la perfection. Lui-même malade (asthme et rachitisme), et pratiquant de nombreux sports, il vivait de l'intérieur la mécanique humaine et son fonctionnement.

C'est en 1923 qu'il émigre à New York et ouvre son premier studio, où il sera d'abord reconnu par le milieu de la danse, puis dans tous les USA, la méthode se répandit à travers le monde et elle ne sera reconnue par le corps médical qu'à partir des années 80 dans les centres spécialisés. Aujourd'hui, tous les professionnels du secteur forme et santé utilisent la méthode (écoles de danse, préparation physique, sportifs de haut niveau, kinésithérapeutes, espaces fitness).

Cette philosophie se base donc sur un comportement de recherche de l'équilibre dit : « global », une harmonie de la vie de tous les jours (alimentation, entraînement, activité cardio-vasculaire, récupération), voici une petite piste des avantages à considérer dans la pratique du Pilates :

- augmentation de la force, de la souplesse et de la résistance ;
- limite ou éradique les douleurs articulaires, les problèmes de dos (lombalgies et sciatiques) ;
- travail essentiel des muscles profonds, des muscles fessiers, dos, abdominaux en toute sécurité ;

- meilleure vascularisation et irrigation sanguine avec augmentation de l'endurance musculaire ;
- renforcement des os et lutte contre l'ostéoporose ;
- s'adresse à un large public (sédentaires, sportifs, séniors, femmes enceintes, post-thérapie…) ;
- évacuation du stress avec détente psychologique.

La liste est encore longue, la méthode répond à des principes fondamentaux dans son exécution, vous entendrez parler de « bassin en neutre » (position idéale du bassin), de « Centre ou Centrage » (sollicitation des muscles profonds de votre plancher pelvien et du muscle transverse profond abdominal), de « respiration thoracique » (on respire latéralement avec ses côtes sans la région abdominale et l'élévation du sternum).

La méthode est libre et n'est pas protégée, ce qui voudra dire qu'il faudra impérativement vérifier que les instructeurs Pilates sont « certifiés » par des organismes reconnus, et ce, pour les modules ou spécificités enseignés, un cours dure au maximum une heure et est assimilé à du coaching, donc pas plus de 8 personnes.

Ma vision au féminin : vous avez peu de temps dans votre vie contemporaine, vous voulez être en forme, avoir des muscles toniques et longilignes, avec un ventre plat, faite au moins deux cours de Pilates par semaine en y ajoutant une à deux séances cardio (natation, vélo, jogging). Pour ma part, la méthode se suffit à elle-même, vous aurez droit à un mix d'exercices provenant de la gymnastique, du yoga ; vous pouvez effectivement coupler du stretching, du yoga, taïchi. Et vous serez au top !

Ma vision au masculin : Ces messieurs ont intérêt à s'y pencher sérieusement, je les invite à voir le chapitre les concernant.

## *Future maman et la grossesse*

Quel beau projet dans une vie que celui de transmettre et de mettre au monde un enfant !

Il y a encore beaucoup d'a priori dans les mentalités sur la compatibilité du sport avant, pendant, et après une grossesse, je vous confirme que vous aurez beaucoup à gagner à pratiquer, ou à continuer votre activité sportive pendant vos trimestres.

Il est un fait certain que l'activité physique sera dirigée au cas par cas, donc une personnalisation toute à chacune conviendra et se fera sous l'égide du corps médical, votre médecin traitant, votre gynécologue. Tout autre spécialiste que vous consultez devra être mis au courant de votre intention sur la question sport, y compris et surtout votre professeur, éducateur, votre coach sportif, le tout en toute discrétion.

Aussi, nous verrons que certaines femmes pourront aller jusqu'au 8$^{e}$ mois en adaptant le type d'exercices et de gymnastiques au fils des mois et trimestres. Selon les changements physiologiques de la personne, d'autres devront réduire voire arrêter dans le cas d'une complication quelconque (diabète de la femme enceinte) ou suivant les tensions et douleurs liées au changement hormonal et de posture de la maman. Dans tous les cas, pas de panique, vous vous écoutez, vous ressentez, et si vous avez un mauvais ressenti, c'est vous qui avez raison, il faudra alors s'adapter dans le calme et sur les conseils du docteur.

La première condition préalable pour la venue de bébé est un environnement et un climat propice au bien-être de la maman, comprenant le lieu de vie, l'activité professionnelle maintenue ou non jusqu'à un certain nombre de mois. Mais aussi l'atmosphère à la maison, ce que je vous dis paraît évident, mais figurez-vous que j'entends fréquemment des discordances dans le couple au tout début et lors de la grossesse. Il est clair qu'en temps normal, un enfant se désire à deux, un accident peut arriver et l'enfant n'était pas prévu par exemple, le tout est de parler, d'écouter de prendre des décisions claires pour la future famille.

Donc il va falloir aussi, une fois n'est pas coutume, rassurer votre compagnon sur ce qu'il se passe pendant la grossesse, les changements affectifs, physiologiques, hormonaux, vous aurez besoin de lui, mais lui aussi de vous.

Certains futurs papas seront peut-être apeurés à l'idée qu'il vous arrive quelque chose, ils pourraient dramatiser là où il n'y a pas lieu, j'entends par ces mots que le jour où vous lui direz que vous comptez faire du sport pendant la grossesse, il vous regardera certainement de façon figée avec deux gros yeux de chouette sans vous répondre, il a bloqué littéralement !

Il faudra donc préciser à votre « reproducteur en puissance », que la femme enceinte est très active, déborde d'énergie, et a besoin de canaliser celle-ci par un bien-être et une dépense énergétique. Vous n'êtes pas une petite chose, bien au contraire, dites-lui par exemple que sexuellement, il faut qu'il continue à assurer voire plus, du fait de l'effet dopant des hormones sur ce sujet. Vous verrez qu'instantanément il retrouvera le sourire !

Avoir une préparation type pour un accouchement facilité est une étape très importante pour récupérer après celui-ci, le corps s'adapte mieux à tous ces bouleversements et aux variations de chaque trimestre.

Vous limiterez ainsi le risque de crampes, de douleurs de dos, la posture sera meilleure par un ré-alignement du corps, la respiration sera bien mieux gérée, la sangle abdominale sera renforcée. Bébé sera mieux soutenu en évitant que le centre de gravité de la maman se déplace de trop, et bien sûr vous aurez bien moins d'appréhension et gagnerez en énergie avec moins de stress pour un accouchement facilité.

La grossesse se déroule et se divise en trois grands trimestres :

Le 1er trimestre (semaine 1 à 14)

Les exercices physiques modérés peuvent être débutés, mais des nausées peuvent être ressenties avec une grande fatigue, ce qui est normal à ce stade, si la maman ne se sent pas de poursuivre, elle pourra reprendre au 2e trimestre ; c'est une période très sensible où le risque d'une fausse couche peut se produire, le sport n'en sera pas la cause si les exercices sont modérés et sans chocs.

Le fœtus a une température supérieure d'environ 0,5°C du fait de son métabolisme, les fameuses « bouffées de chaleur » seront ressenties par le changement hormonal et une hausse de l'irrigation sanguine de la peau. Cela induira une transpiration plus importante pour certaines, c'est pourquoi l'hydratation devra être plus grande tout le long de la journée, mais aussi pendant la séance.

Il faudra aller aux toilettes dès que vous pourrez, car la miction (diurèse) augmente par la sollicitation du système urinaire le 1er trimestre, il se stabilise au 2e et s'accentue au 3e. Votre utérus appuiera de plus en plus sur la vessie, pour vous faire une idée plus précise, celui-ci s'agrandit au fil des semaines pour s'adapter au bébé, il passe de la taille d'un beau citron d'environ 50 g (4 cm de large à environ 8 cm de haut), à celui d'une belle noix de coco d'au moins 1,5 kg (pouvant atteindre 30 cm de haut).

Le 2e trimestre (semaine de 15 à 27)

La maman peut encore avoir des nausées et de la fatigue avec des malaises de types syncopes, une hormone appelée « relaxine » est fortement présente afin de permettre d'assouplir les tissus fibreux et ligaments, la silhouette change avec déplacement du centre de gravité.

Une autre hormone très connue, la progestérone (produite à 90% par le placenta) assouplit les tissus musculaires, elle peut cependant provoquer des troubles du système digestif (nausées, indigestion, brûlure d'estomac ou constipation) et freiner la contraction des parois du système digestif.

Attention également aux personnes sensibles aux hémorroïdes et varices, le poids du bébé appuie sur l'innervation sanguine du bassin, avec gonflement des pieds et chevilles. D'où la pratique d'exercices qui augmentent la vascularisation (retour veineux), et évitez une trop longue station debout.

Le volume sanguin augmente aussi, car le plasma (partie liquide du sang) est plus dilué et avec moins d'oxygène (hémoglobine en baisse se traduisant par des essoufflements et de la fatigue à l'effort ou un manque de fer, l'anémie).

Vers la 16e semaine, il faudra éviter de s'allonger sur le dos à plat, plutôt sur un plan incliné à 25° environ (ex : un step rehaussé d'un seul côté), car l'utérus comprime la veine cave inférieure du cœur induisant un mauvais retour veineux avec diminution du débit cardiaque, les risques de vertiges sont grands voir des évanouissements, l'apport de sang au fœtus peut être perturbé.

Le 3e trimestre (semaine 28 à environ 42 au maximum)

La maman pourrait se sentir plus fatiguée sur la fin du troisième trimestre avec des douleurs, des courbatures globales, une hypersensibilité avec pertes de concentration.

Le poids de l'enfant et de la maman croît rapidement de semaine en semaine et continue à influencer le centre de gravité ; les essoufflements seront plus fréquents, son diaphragme appuie sur la cage thoracique. Puis vers la fin du trimestre, le bébé descend vers le bassin et les contraintes se situeront plus sur la vessie.

La femme enceinte a souvent l'impression de se sentir plus souple, il faudra alors être très vigilant, car les conséquences sont lourdes après la naissance de bébé, en effet, cette

« relaxine » facilite l'écartement de la surface des articulations, ainsi elle permet de gagner de la place à l'intérieur du bassin, mais aussi la souplesse des articulations de la hanche, du dos, des genoux, coudes, chevilles, et des doigts.

C'est pourquoi, sur-solliciter sa propre souplesse, n'est pas conseillé pour la protection et l'intégrité du dos, et du fait du relâchement des muscles abdominaux, et des ligaments de la colonne vertébrale, donc modération sur le stretching, d'autant plus que les effets de la relaxine persistent jusqu'au 5e mois après l'accouchement.

Les exercices et la période prénatale

D'une façon générale, il faudra avoir des gestes doux et surtout lorsque vous changez de position, la récupération entre les exercices sera franche, de vraies pauses, et n'hésitez pas à arrêter un mouvement ou la séance à la moindre douleur.

Rien ne changera sur la question de l'échauffement « toujours et encore ! », faites attention le matin, il est fréquent d'avoir des nausées, apprenez à vous relever du sol sans contrainte et sans aller trop vite.

Un travail des abdominaux est fortement recommandé pour : « le rôle de support et de la protection du dos, les mouvements du buste, un bon maintien du bassin et de son inclinaison ».

Nombreuses sont les femmes qui n'ont pas assez de force centrale pour supporter le poids de l'enfant grandissant, le bassin doit être incliné légèrement en avant, ce qui permet aux lombaires de conserver une légère courbure naturelle.

C'est pourquoi votre colonne est soumise à beaucoup de tensions, le problème majeur est que la fonction principale des abdominaux se réduit considérablement par leurs étirements autour de l'utérus, beaucoup de mamans vont alors compenser naturellement la posture en allongeant par exemple le menton en avant, avec une augmentation de la courbure des vertèbres dorsales et des tensions qui vont de pair, cervicales et dorsales.

En temps normal, faire correctement ses abdominaux demande peu de temps, mais il faut en avoir « conscience », d'où une technique parfaite (homme ou femme), je conseille donc fortement pour toutes celles qui auraient oublié leur ventre (non-activité et perte de sensations), de revenir sur de bonnes sensations, une bonne sollicitation localisée, avant donc de mettre en route bébé.

Il est vrai, plus vous aurez de bonnes sensations au préalable, meilleurs seront votre protection et votre travail au fil des semaines de grossesse.

Pour un travail efficace, il faut s'intéresser à la partie la plus importante de la sangle abdominale « le transverse profond », c'est lui qui vous permet de rentrer le ventre, de le garder rentré, de soutenir bébé, et la force de celui-ci vous permettra à terme d'expulser l'enfant.

En outre, il faudra toujours, j'insiste, garder un ventre bien creusé (l'image de rentrer dans un pantalon trop petit et de serrer la ceinture) lors de vos exercices de flexion de buste. Inutile d'aller vite, dirigez votre concentration sur votre ventre, avec un travail lent et sans temps d'arrêt, je peux vous garantir qu'un travail de 5 minutes devient difficile à tenir ; prenez un temps de récupération assez court en faisant 4 à 5 séries à saturation (sans compter), et cela suffira grâce à du qualitatif et non du quantitatif.

Aussi, pendant la grossesse, les abdominaux superficiels (grands droits de l'abdomen ou tablette de chocolat) s'étirent en longueur et en largeur par adaptation à l'utérus qui grossit. Si la future maman a déjà connu l'accouchement, il est fort possible que les abdominaux aient été « distendus » et aient connu un début de « diastasis » (séparation, division de la ligne blanche fibreuse, emplacement central séparant les grands droits, les obliques et le transverse).

Cela se produit par manque d'exercices, par des grossesses trop rapprochées, par le poids du bébé. Il faudra alors faire les abdominaux en statique, sans déplacement et sans utilisation de son grand droit, avec le risque d'agrandir cette ligne de séparation voir de la déchirer, le problème est que si tel est le cas, vous ne pourrez pas récupérer la symétrie d'origine et vous ne pourrez plus travailler ou exercer de fortes pressions sur le ventre, contrôlez avec votre médecin !

Donc, en période prénatale et dès le début du premier trimestre, du bon sens, de l'écoute, je ne stresse pas, je parle à mon ou mes médecins, je commence à me pencher sur un travail de respiration et les différencier (respiration thoracique ou diaphragmique, abdominale, costale, hypopressive).

Je choisis des sports individuels ou collectifs non traumatisants (sans choc), rien ne vous empêche de faire du fitness ou même du jogging en prénatale dès l'instant que le pas est léger et bien amorti.

Dès le 2$^{e}$ trimestre si vous êtes entraînée ou avez de l'expérience vous pourrez poursuivre votre activité cardio-vasculaire en extérieur, soyez bien chaussée, choisissez un sol plutôt amorti (forêt, sous-bois, terre battue..), dans le cas contraire, préférez faire vos exercices cardiaques sur ergomètres en suspension (vélo, elliptiques, rameurs, stepper).

Pour tous les exercices au sol, pensez impérativement à vous allonger sur un plan incliné afin de limiter les tensions de la région sacro-lombaire, mais aussi pour une respiration facilitée, votre retour veineux sera meilleur et vous éviterez les nausées.

Continuez toujours à bien vous échauffer, pensez à travailler le haut et bas du corps sans être dans des efforts de force, restez de préférence sur de l'endurance musculaire. Quels que soient vos exercices, votre ventre utilisera son muscle transverse profond abdominal, donc vous rentrez le ventre en permanence (ceinture serrée, le nombril en direction de la colonne vertébrale) !

Pensez à travailler votre dos pour bien vous redresser, si vous avez accès à la musculation, il n'y a pas de contre-indication à utiliser les différents agrès (tirage nuque verticale, rowing horizontal, mouvement contrôlé du pull-over). Le but étant d'accéder à une ouverture thoracique permanente pour compenser la rotation interne des épaules du fait du poids de la poitrine, celle-ci incitera à augmenter la cyphose dorsale ou voussure.

Le stretching peut être incorporé, mais toujours sans forcer, vous recherchez plutôt la notion de bien-être pour les raisons évoquées précédemment (l'hormone relaxine assouplissante), la région basse du dos, latérale, ainsi que l'intérieur de vos cuisses (les muscles adducteurs).

La mobilité de votre bassin devra être maintenue tout le long des trimestres dans la mesure du possible, et dans tous les plans (bascules avant-arrière, abaissement). Pour les *aficionados* du cardio de type Zumba, ça bouge bien, mais attention aux mouvements en hyperflexions, extension, rotations, inclinaisons qui peuvent vous emmener positivement dans l'entrain et la bonne humeur, mais avec un risque non négligeable de blessures du fait de votre « hypersouplesse ».

Pour finir, je vous conseille fortement de passer à la méthode Pilates qui est formidable sur la question intégrité, mais surtout par des instructeurs très professionnels (au féminin et au masculin) qui ont validé une formation dédiée « Femmes enceintes », c'est réellement un gage de qualité pour votre évolution au fils des semaines de grossesse.

**Règles de sécurité en séance :**

- douleurs à l'effort : essayez une ou des positions moins contraignantes ;
- stoppez les exercices si : vomissements, nausées, gros essoufflements, vertiges, transpiration anormale, contractions anormales après séance, douleurs abdominales, gonflement des pieds et des mains ;
- chaleur : oubliez le sauna, hammam, et les pièces surchauffées ;
- repas : une digestion d'au moins une heure et demie (base d'un repas léger), jamais à jeun ;
- prévenir : votre entraîneur de tous problèmes antérieurs ou présents (cardiaques, diabètes, hypertension…) ;
- médecin : parlez rapidement des cas évoqués précédemment, demandez un certificat médical.

Toujours et encore ce mot : « modération », très sincèrement si vous pouvez incorporer l'activité sport bien-être dans votre période prénatale, durant la grossesse, votre récupération et retour à une santé de fer se fera vraiment dans les plus belles conditions, physique, mentale, affective, place au bonheur Mesdames !

## Messieurs, c'est à vous !

Le modèle masculin tant dans sa génétique que dans l'approche psychologique, affective, comportementale de la pratique d'une activité physique sera facilité par on peut le dire : « des prédispositions » qui sont les fruits de la transmission des gènes de nos ancêtres.

Cela impliquait les premiers hommes à se mouvoir, se déplacer, chasser sur de longues distances, se battre, se défendre, se mesurer dans la rivalité, se confronter, se développer, jouer, s'entraîner, se nourrir en fonction des besoins.

Il faut savoir que nos ancêtres étaient très puissants et endurants, ainsi qu'une forte densité musculaire due à l'hormone de croissance et de la testostérone en plus grand nombre que chez le sujet féminin, favorisant le développement de la masse musculaire.

Aussi, l'espérance de vie laissait à désirer, il était fréquent de mourir très jeune par manque de soins, par blessures, par infections, les moyens médicaux n'étaient pas ceux que nous connaissons de nos jours.

Il faut bien avoir conscience que si nous sommes au sommet de la chaîne alimentaire en termes de prédation, cela est pleinement justifié par nos processus mentaux et les moyens technologiques modernes qui nous permettent de supplanter les autres mammifères du règne animal.

Cependant, la vie de l'homme moderne nous amène irrémédiablement vers une réelle décadence de nos capacités physiques, celles-ci se substituant aux nouveaux moyens de communication, de déplacements, que nous nous imposons à nous-mêmes, nous oublions progressivement nos propres capacités physiques, et créons de nouvelles maladies et pathologies par notre comportement social, alimentaire, et moral !

Donc il existe une solution simple pour renverser la vapeur par notre prise de conscience, seuls le savoir, la connaissance, et l'action par de nouvelles expériences nous permettront de compenser cette carence afin de gagner de précieuses années.

Dans les meilleures conditions possible, le sport doit être une valeur indissociable de notre quotidien et non pas une option éventuelle du peu de temps que nous nous accordons.

Nous pouvons poursuivre par les moyens mis à votre disposition pour élever notre forme physique, il est vrai que chacun aura un ou des objectifs et motivations différentes selon ses attentes. Que ce soit en collectif, en solo, une chose est certaine, la base de la base est une bonne condition physiologique, et cela passe par l'endurance musculaire et cardio-vasculaire.

Je vais vous donner un exemple simple pour une activité que j'ai pratiquée durant des années, la boxe ; qu'elle soit « anglaise, thaï, française... ». Toutes ont un point commun, « le cardio » donc l'endurance, on vous fera vite comprendre que de faire passer la technique et le combat avant l'endurance et la condition physique, est une aberration !

En effet, il est fréquent sur une séance de deux heures en club, que vous ayez une heure d'échauffement (jogging, corde à sauter...) avant de passer en techniques spécifiques à la discipline. D'autant plus que vous risquez bien moins de blessures, pour pouvoir assurer un round de 3 minutes en boxe pieds-poings (*light-combat* sans porter les coups) et de pouvoir enchaîner plusieurs rounds, je peux vous dire que votre faculté à récupérer doit être au rendez-vous, autrement dit être en forme.

## *L'endurance cardiovasculaire et musculaire*

Le principe fondamental de l'appareil locomoteur est d'assurer une réponse physiologique adaptée à notre mobilité, le mouvement est la vie, les systèmes ventilatoire, circulatoire et tissulaire travaillent à l'unisson pour assurer notre mobilité dans la durée.

Si nous observons de façon simple, nous sommes en permanence dans l'endurance de la vie de tous les jours, notre corps s'adapte aux efforts sans pour autant que nous en ayons conscience.

Alors, il est temps de nous prendre en charge et de sortir de notre « cocon » et de déterminer où sont nos limites, et essayer d'interpréter quand des alertes telles que l'essoufflement ou les nausées apparaissent lors d'un effort de plus ou moins longue durée.

Je vous conseille au préalable de faire un constat de votre niveau actuel, tant sur le muscle cardiaque que sur l'endurance musculaire.

En effet, le chapitre précédemment vu sur les tests d'efforts sera une base très intéressante de départ, vous pourrez ainsi déterminer vos objectifs réalisables et dans la durée.

Aussi, je ne répéterai jamais assez que votre endurance est la base des fondations de votre condition physique, et de votre capacité à récupérer rapidement d'un effort, quel qu'il soit.

Donc, il faudra incorporer pour tout entraînement sportif un échauffement cardiovasculaire d'environ 6 à 10 minutes minimum, avant de passer aux fondamentaux de votre discipline.

Il est fréquent que certains sports commencent directement par le geste sportif de façon souple et modérée avant de monter en puissance (tennis, athlétisme, football…).

Vous devriez aussi pour une meilleure récupération, oxygéner votre corps par un cardio en fin de séance si vous n'êtes pas trop fatigué ou en hypoglycémie.

Dans tous les cas, maintenez toujours l'activité aérobie dite « filière énergétique avec présence d'oxygène », même si vous n'êtes pas affilié en club, vous vous devez dans ce dernier cas d'avoir deux à quatre séances hebdomadaires, surtout si la sédentarité est installée.

Un maître mot, « Progression », donc soyez indulgent et ferme avec votre conscience, de l'honnêteté avec vous-même, votre niveau de départ est faible ! Oui, et alors ! c'est un avantage de voir plus facilement son évolution et ses progrès.

Même si votre première séance de jogging ne fait que 10 minutes, faites ! Et répétez dans 48 heures en ayant une concentration plus grande sur votre effort et un contrôle de la respiration.

Vous êtes lourd(e), mal aux articulations, choisissez de bonnes chaussures, un parcours accidenté légèrement au niveau du terrain, évitez le bitume tout le long, sinon utilisez tout appareil de cardio dit « suspendu » (vélo, rameur, stepper, elliptique).

Les ergomètres sont idéals pour une reprise et évitent les contraintes ostéo-articulaires et tendineuses, cependant, ils tronquent la réalité, courir sur un tapis de course sera plus facile que le terrain lui-même !

N'hésitez pas à mixer les moyens à disposition pour faciliter votre adaptation et l'évolution sur le plan cardio, la marche rapide est excellente aussi, c'est une activité cardiovasculaire sans équivoque.

Je vous conseille de ne pas dépasser une heure de séance dédiée à l'endurance, préférez répéter la séance suivant votre forme, avec des variations de l'intensité (fractionnés ou accélération), et/ou une augmentation de la distance sur un même temps, ou temps plus court sur la même distance.

Dans tous les cas, commencez l'effort modérément sur la première période se situant entre 3 et 5 minutes, le temps que l'apport d'oxygène se fasse dans l'ensemble de l'organisme, ainsi vous accéderez à votre deuxième souffle sans dette d'oxygène.

Le port d'un cardiofréquencemètre est très intéressant pour estimer sa fréquence cardiaque à l'effort, mais aussi pour la détermination d'une zone dite « cible », pour l'endurance musculaire sur un temps et une distance donnés.

Vous pourrez alors apprécier le rapport sur la distance, la fréquence cardiaque moyenne, les minimas et maximas, les calories utilisées, ces dernières vous feront prendre conscience des efforts à donner pour brûler vos excès alimentaires.

À ce sujet, croyez-moi que vous assimilez vite qu'il est plus facile de manger moins calorique, que de brûler ces calories inutiles, et c'est à ce moment que votre déclic va apparaître.

En effet, si vous arrivez à mieux contrôler votre apport alimentaire sans être en « diète », vous aurez comme en finance, un effet « levier » et une incidence positive à court et long terme.

Moins de calories inutiles ingérées, augmentation de l'activité énergétique, auront pour effet une accélération de votre bien-être par la perte de poids plus rapide et du tissu adipeux, maintien de la masse musculaire, moins de contraintes pondérales sur vos articulations.

En outre, moralement, c'est une grande satisfaction de se sentir plus léger, se voir presque « décoller » à chaque pas du fait de la perte de poids, 2 kg de masse corporelle perdue est une réelle libération dans la séance proprement dite.

Maintenant, pour ce qui est de l'endurance musculaire, elle est déjà sollicitée dans l'effort cardiovasculaire, et de façon plutôt globale. Par exemple, lorsque vous courez, les membres inférieurs (mollets, ischios, fessiers, quadriceps) sont principalement sollicités et en synergie.

De plus, les ceintures pelvienne (bassin) et scapulaire (omoplates) sont stabilisées par les muscles abdominaux, spinaux (muscles de la gouttière vertébrale), et tous les muscles profonds du bassin et de la colonne vertébrale.

Ainsi une attitude dite d'érection du rachis (colonne vertébrale) sera maintenue, cette harmonie permet une protection pendant l'effort et une efficience dans l'exécution correcte du mouvement.

Le pratiquant cherchera toujours à utiliser en toute conscience son ressenti, et à se perfectionner à réaliser un geste et une foulée parfaite dans un souci d'efficacité et d'économie.

Je vais vous simplifier pour ce qui est de l'endurance musculaire, nous resterons sur la partie supérieure et inférieure du corps dans une approche globale (synergie de plusieurs groupes musculaires), et non analytique (un seul groupe musculaire sollicité).

En effet, je vous conseille soit d'avoir une séance de renforcement basée sur l'endurance musculaire du haut et bas du corps sur une séance après échauffement. Si vous répétez 2 à 3 fois votre séance en semaine, vous pouvez très bien cibler une séance bas du corps, une autre haut du corps, une séance mixte, pensez à récupérer sur un entraînement de type « séance cardio » pour évacuer les toxines et accentuer votre capacité à encaisser.

Il faut savoir que l'entraînement à poids de corps est excellent, ne nécessite pas de charges additionnelles, il est très économique (peu de matériel), et il est loin d'être évident si l'on s'applique à bien exécuter en règle la posture et l'objectif. Je vous recommande encore une fois de bien vous échauffer, car certains mouvements à poids de corps peuvent être traumatisants à froid sur les tendons et articulations.

Les mouvements de bases à conseiller pour le haut du corps sont : « les pompes » (avec variantes, larges, serrées, inclinées, déclinées, claquées...), « les dips » ou répulsions à la barre fixe, les tractions en barre fixe (variantes prises larges et serrées, pronation et supination des mains, devant et derrière nuque), « les abdominaux » (gainages face vers le sol, flexions de buste contrôlées).

Pour le bas du corps : « fentes » (flexions genoux et hanches avec une jambe en avant et l'autre en arrière dans la largeur du bassin), « squats » (flexions genoux et hanches en largeur de bassin et d'épaules ou plus) », « sauts en contre-bas » ou inversement (attention aux impacts et à la hauteur).

Pour ce qui est du nombre de répétitions (reps), quand cela est possible, optez pour un minimum de 15 reps jusqu'environ 30 reps, si cela est trop difficile, enchaînez sur le mouvement suivant en cumulant de 3 à 5 exercices.

À la fin d'un « Set », soit une « série » ou « tour », la récupération peut-être active (jogging, corde à sauter, abdominaux.). Sur une minute maximum, ou passive, environ 45 secondes à 1 minute maximum, essayez d'enchaîner entre 5 à 7 tours (Sets) environ.

Bien évidemment, nous recherchons l'endurance musculaire par une récupération incomplète, et ce avec des séries qualifiées de longues. Le corps et le muscle cardiaque se renforcent indéniablement, vous perdrez du poids en graisse (pertes adipocytaire ou cellules graisseuses), prise de poids en muscle (masse maigre), libération d'endorphines (hormones du bien-être).

Et, surtout, une bien meilleure oxygénation en local et en périphérie, ceci permettant une plus grande vascularisation du système sanguin, un meilleur apport de l'oxygène dans l'organisme (hématies), et votre bien-être psychoaffectif !

Le but n'est pas du tout de développer à outrance la masse musculaire, mais d'aller vers une réponse physiologique d'adaptation à l'effort physique et aux prémices de nouveaux objectifs, et activités physiques diverses.

Rien ne vous empêchera bien sûr d'appliquer la méthode en salle de musculation, nombreux sont les différents agrès pour exécuter un circuit training de musculation dirigé sur l'endurance :

« Développé-couché, squats, presse horizontale ou à 45°, tirage nuque devant/derrière, soulevé de terre, dips machine, extension de hanches, pull-over, TRX (travail en suspension avec Sangles au plafond), swiss-Ball ou physio-Ball. »

Ces messieurs ne verront pas d'inconvénients à « s'incruster » avec les femmes dans les cours de « Pump, Body Sculpt,

Combat, voir Zumba… », ça fait du bien à son ego et sa coordination, et la gent féminine sera ravie !

Mettez-vous en tête qu'à un moment donné de votre entraînement, quel que soit votre niveau, votre sport, individuel ou collectif, vous reviendrez sur votre base, source de récupération et élément révélateur de votre forme du moment.

Cela ne doit pas être une corvée, mais un réel plaisir de renforcer ses acquis et d'être plus fort dans sa passion et son activité principale, et si vous n'en avez pas, alors, pour vous cela ne sera que du bonheur!

## *Culture physique ou musculation « Indispensable »*

La Culture physique ou Musculation désigne la même chose, une activité sportive dérivée de la gymnastique ayant pour but de renforcer et d'harmoniser l'ensemble du corps.

En outre, les exercices sont légion pour chaque groupe musculaire, ainsi que les méthodes dirigées sur des formes multiples d'entraînements visant des qualités de force, endurance, vitesse, souplesse. Ainsi cette gymnastique permettra de se diriger sur des objectifs de prise de masse musculaire, de perte de poids, de définition, de complément ou de préparation à toute autre activité sportive ou non.

Sans équivoque, elle est la base de tout sport, puisque nous la rencontrons forcément dans toute activité sportive en guise de fondamentaux et de prélude à une bonne condition physique.

Elle ne doit pas être une fin en soi et se substituer à une activité physique principale, mais elle est le garant de la progression et de l'intégrité du pratiquant.

Cependant, si celle-ci est votre activité principale, couplée à du cardio et un bon travail de souplesse musculaire et de mobilité articulaire, vous aurez une excellente condition.

Par ailleurs, il faudra veiller à ne pas tomber dans un égocentrisme exacerbé et de rester sur du superficiel ; à savoir, beaucoup de pratiquants ne travaillent que ce qu'ils souhaitent, ou ce qu'ils voient, par exemple ne travailler que la partie avant du corps, tels que les pectoraux, biceps, abdominaux, et bien moins sur les membres inférieurs.

La culture physique n'ayant pas pour but de créer des dissymétries antéro-postérieures, ainsi que des pathologies dues à une pratique inadaptée, je reste fermement ancré dans un discours d'équilibre.

Les grandes lignes de l'entraînement suivant les objectifs

Il sera impossible de tout voir, je donne ci-après les conseils adéquats suivant des objectifs fréquemment recherchés et surtout, limitant les traumatologies et sur-sollicitations des tendons et articulations.

**1 seul entraînement/semaine – Endurance musculaire haut/bas du corps**

Si vous ne pouvez pas vous entraîner plus d'une fois par semaine, il ne pourra s'agir que d'entretien et du complément d'une autre discipline ; un travail d'une séance de deux heures sera un maximum, et en vous basant sur des exercices globaux ou dits généraux, ainsi vous travaillerez efficacement des chaînes musculaires sollicitées en synergie.

Un travail en circuit de type « endurance musculaire » haut et bas du corps est conseillé, soit en groupant les exercices, soit en les alternant, avec par exemple du « squat », des « fentes », du « soulevé de terre », du « développé couché ou incliné », des « tractions à la barre fixe ou du tirage assis derrière nuque », des « abdominaux en gainage », des « dips à poids de corps ou assistés ».

Pour les plus initiés, vous pourrez inclure de l'haltérophilie avec les deux mouvements rois que sont « l'épaulé-jeté et l'arraché ».

Les répétitions (reps) en circuit iront de 10 à 25 reps par poste, sachant que vous enchaînez immédiatement le deuxième exercice pour cumuler au maximum sept agrès.

La récupération de type endurance sera incomplète et ne dépassera pas 1,5 minute, essayez déjà de viser 8 tours comprenant 3 premiers tours de chauffe pour monter progressivement sur un plateau de travail idéal, dans le respect de l'exécution du mouvement.

La récupération pourra être active, faire un cardio par exemple de 1,5 minute sans forcer en respirant calmement (inspiration nasale, expiration buccale), ou bien vos abdominaux à saturation et lentement pour un bon ressenti.

Elle peut être passive si le besoin se fait ressentir, repos en étant allongé avec les jambes relevées sur un ballon ou contre un mur (angle à 90° buste-membres inférieurs), vous ferez descendre rapidement la tension et la fréquence cardiaque.

Le but ultime sera une réponse physiologique de vascularisation très importante de votre corps, un travail cardio-vasculaire excellent, une sollicitation des muscles superficiels et profonds, fera de cette séance un réveil métabolique de votre corps.

## Deux entraînements/semaine – Entraînements adrénergiques haut et bas du corps

Vous avez la possibilité de vous accorder deux entraînements dans la semaine, vous pourrez dépasser alors la phase entretien/hygiène de base.

Effectivement, à partir de deux séances, une programmation en vue d'une évolution de vos performances sera largement envisageable sur de nombreuses qualités, d'autant plus que si vous pratiquez une autre activité sport, votre métabolisme sera revu à la hausse, ainsi que votre précision, votre endurance musculaire générale, votre résistance, la force, la densité musculaire, et bien sûr votre muscle cardiaque.

Je vous conseille donc, d'éclater votre entraînement en deux séances distinctes, le haut et le bas du corps, dans un but premier de récupération, dans un second temps, d'efficacité et d'équilibre.

Mêmes règles, la séance ne devra pas dépasser deux heures (repos compris), et très sincèrement, si vous avez la grande forme, ou bien vous êtes énervé, et cherchez à canaliser votre stress ou vos soucis dans la durée de la séance, évitez...

Croyez-en mon expérience, le sport fait du bien, nous libérons des endorphines, mais gardons à l'esprit que la séance doit être efficace, et non pas une mise à l'échec ayant pour résultante, l'effet inverse du résultat escompté.Mon conseil, un bon échauffement, puis dirigez le « training » sur l'intensité, c'est-à-dire la façon d'exécuter votre exercice (lent ou rapide, mais propre), la charge dans la série (poids plus lourds ou moins lourds), le temps de récupération (plus ou moins long suivant la charge).

Donc, nullement besoin de charger « la mule » en poids pour augmenter l'intensité, rien qu'une récupération écourtée suffira à vous surpasser.

Logiquement la séance sera bouclée facilement en une heure et demie, si vous vous sentez en bonne forme, alors oui, faites une récupération active en cardio de votre choix, et là vous serez au top !

**Exemple de séance adrénergique bas du corps**

Nous resterons donc sur des exercices globaux, visant à brûler un maximum de calories, à solliciter les chaînes musculaires profondes et superficielles, à accroître votre métabolisme basal.

Échauffement de 15 à 20 minutes de votre choix (ergomètres, corde à sauter, échauffement ostéo-articulaire...)

La séance proprement dite :

Restez en circuit, surtout si vous débutez votre entraînement (cela vous évitera le classique, de trop charger dès le départ et d'avoir les premiers problèmes, blessures, tendinites, baisse de moral...).

Squats : de 10 à 20 répétitions (variation possible en largeur de bassin ou position dite sumo en large)

Fentes : de 10 à 20 répétitions

Presse horizontale ou à 45° : 15 répétitions

Vous pourriez stopper là pour ce petit circuit, car ces exercices sont vraiment complets.

Cela dit, vous pouvez rajouter deux exercices en machines plus analytiques (d'isolation), mais en ayant conservé au moins deux exercices généraux vus précédemment, vous aurez par exemple le « legs extensions » pour le galbe des quadriceps, et le « legs curls » pour la partie arrière de cuisses ou ischios jambiers.

En outre, nous avons un exercice très efficace que je recommande, et qui peut s'intercaler dans la séance haut ou bas du corps :

Le soulevé de terre : il a la particularité de travailler le haut et le bas du corps, excellent exercice cardio-vasculaire tout comme le squat, il peut faire travailler plus de 80% des muscles du corps, je conseille de bien se faire conseiller sur le placement de départ, on charge assez rapidement et on peut prendre de mauvais réflexes à l'effort entraînant des pathologies diverses (lombalgies, etc.).

Finalisez votre tour de circuit par un renforcement de vos abdominaux et lombaires, vous commencerez ainsi votre récupération de façon active, vous avez le choix aussi en fin de séance, mais attention à votre fatigue et à ne pas les bâcler !

Faites environ 5 tours de circuit (sans compter les tours de chauffe), mais attention, vous resterez à un poids stationnaire ou appelé « plateau de travail » pour vos « sets » (séries), donc vous serez environ à 8 sets incluant les séries de chauffe pour arriver au poids de travail (appelé aussi « gamme montante »).

« Cool Down » – retour au calme entre les séries

Ajoutez une récupération d'environ 2 minutes, passive ou active (conseillée) sur vélo par exemple, en faisant un peu de fractionner sur 30 secondes (30 secondes accélération, 1 minute régulier), l'intérêt est d'envoyer un maximum de sang en local dans les membres inférieurs, ainsi vous augmentez la récupération et l'évacuation de l'acide lactique.

Exemple de séance adrénergique haut du corps :

Nous nous baserons sur le même principe, et le même but, utiliser le maximum d'énergie calorifique à des fins de renforcement, d'endurance, d'attaque du tissu adipeux, par des exercices globaux pour le haut du corps.

Il faut savoir que l'énergie nécessaire pour le travail des membres supérieurs sera plus difficile pour la dépense calorifique.

Ceci n'est pas un problème en soi, rien ne nous empêche d'utiliser des exercices mixtes pour les deux ceintures, pelvienne (pelvis ou bassin) et scapulaire (épaules). Il sera intéressant de mixer pour exemple un soulevé de terre à charge modérée, puis de coupler sur la phase finale du mouvement, un développé militaire (devant nuque) ou appelé aussi communément « développé nuque devant ».

Bien sûr, les deux mouvements haltérophiles (arraché et épaulé-jeté) seront les bienvenus !

Voici donc ci-après un exemple d'entraînement en circuit dit « alterné » haut du corps :

Échauffement du sujet

Rien ne change, indubitablement indispensable, et le garant de la réussite de ou des séances en évitant les blessures.

Je me répète, le « *warm-up* » ou « échauffement » est quelque de chose de très personnel, nous sommes tous différents, donc vous pouvez le varier, mais vous répondrez au temps nécessaire qu'il vous faut pour être optimal dans votre séance.

Je conseille un minimum de 12 minutes et un maximum d'environ 30 minutes, l'idéal sera de faire un échauffement ostéo-articulaire du haut et bas du corps, une partie en cardio de votre choix. Essayez de faire une légère accentuation sur la partie supérieure (dorsaux/épaules/pectoraux/lombaires), avec des étirements légers.

**Séance proprement dite haute du corps**

Je ne saurais trop vous conseiller de commencer par les groupes musculaires les plus gourmands en énergie, car, ils travaillent en synergie avec les autres muscles voisins et antagonistes.

Pour être efficace et logique, je vous propose un ordre décroissant (du plus au moins gourmand en calories), après, selon vos objectifs (travail des points faibles), vous modifierez l'ordre et le nombre d'exercices.

Soulevé de terre départ du sol + développé militaire

Comme expliqué précédemment, il est complet et énergétique, il aura pour intérêt de finaliser l'échauffement, son orientation finale, il exerce fortement les membres supérieurs.

Muscles sollicités : arrière cuisses (Ischios), fessiers, adducteurs, cuisses, spinaux et abdominaux, carré des lombes, dorsaux, deltoïdes antérieurs/moyens, biceps, triceps, trapèzes.

Pour la première série, charge peu lourde, permettant l'acquisition et le perfectionnement du mouvement sur 10 reps (la charge augmentera au fil des séries ou sets).

Passez à l'exercice suivant dans la foulée.

Dorsaux – Traction barre fixe ou tirage devant ou derrière nuque

Le travail du grand dorsal requiert de la synergie et de l'énergie musculaire, isoler un muscle dans le travail n'est pas chose aisée (manque de concentration, qualité d'exécution, précision dans le geste, amplitude), il est inutile d'être « explosif » sur le geste à ce niveau, préférez un mouvement contrôlé et régulier.

Le travail se situera là, l'exécution et la façon (pour tous les exercices), ici essayez de prendre large suivant la souplesse d'épaule.

La traction barre fixe demande la puissance musculaire, donc si vous ne pouvez pas faire que 2 ou 3 reps, passez immédiatement au tirage assis vertical pour complémenter vos répétitions.

Visez entre 10 et 12 reps, ne descendez pas en dessous de 7 reps (propres) quand vous augmentez la charge au fils des séries, vous irez trop vers la force (ce n'est pas l'objectif ici), d'autant plus que vous prendrez de la force au fur et à mesure de la période et en toute sécurité.

Passez à l'exercice suivant.

Rameur ou tirage horizontal (épaisseur du dos)

Nous continuons donc sur le dos, mais plus précisément sur l'épaisseur et la densité du dos, ainsi que la charnière lombo-dorsale, il est vrai que les lombes (muscles spinaux) sont bien souvent oubliés.

Le mouvement de musculation dit de « *rowing horizontal* » ou rameur est très complet, il permettra en outre, de travailler très bien le dos, sa partie basse, mais aussi les avant-bras, biceps et arrières d'épaules.

Vous serez en chaîne dite « fermée », c'est-à-dire que les pieds restent fixés ainsi que les genoux et les hanches, la mobilité se fait donc sur le buste, et la finalité du mouvement par le tirage des bras vers le buste (essayez de prendre une prise serrée pour l'épaisseur du dos).

Les répétitions seront comprises entre 8 et 12 reps.

Passez à l'exercice suivant.

Développé couché/incliné (barres/haltères) ou pompes.

Le mouvement roi pour les pectoraux, adulé par la gent des mâles en puissance, tout le lundi, sur terre et dans toutes les salles du monde, voire trois à quatre fois par semaine, l'*homo erectus* s'obstine à mettre en avant sa virilité... (En oubliant étonnamment le fessier et ses cuisses !)

C'est juste un clin d'œil amusant d'un constat de pratique, heureusement, les tendances changent !

Vous pourrez alterner d'une série à l'autre la position à plat du développé, pour l'ensemble pectoral (ainsi que le travail en synergie du deltoïde antérieur et du triceps brachial) ; et la position inclinée (entre 20° et 35°) pour la partie supérieure pectorale, permettant ainsi un pec plus « haut perché ».

Si vous manquez de matériel ou de disponibilité, faites du développé haltère, qui pour ma part est vraiment excellent en soi.

Ce mouvement vous permet de terminer la contraction musculaire vers l'intérieur pectoral (avec ou non, rotation des poignets).

Et les pompes alors ! Eh oui, elles sont excellentes, vous pourrez viser entre 10 et 15 reps, mais attention, pas comme un piston qui s'emballe, vous me suivez ?

Faites-les hyper lentement, au ralenti, voire marquez un temps d'arrêt en course.

Pour revenir aux développés haltères ou barre, idem, restez sur du 8 à 12 reps.

Puis passez à l'exercice suivant.

<u>Répulsion aux barres parallèles ou « Dips »</u>

Excellent exercice des triceps, à poids de corps à la base.

Il existe des triceps-machines pour mieux localiser le triceps, mais l'intérêt des répulsions aux barres, est encore de solliciter la synergie triceps, hauts pectoraux, et deltoïdes antérieurs.

Faites attention à la position, comme dans tous les exercices, ayez un gainage abdominal important, plus vous êtes droit, plus vous travaillez le triceps, plus le corps est en avant, plus vous travaillez votre pectoral (faisceau supérieur).

Passez à l'exercice final du circuit.

<u>Exercice de fin de tour, le « Pull-Over »</u>

Nous aurions pu travailler les biceps, je préfère vous laisser ce choix, car n'oublions pas que vous avez travaillé par deux fois le dos, et vos biceps ont bien pris en sollicitation.

Donc, le pull-over est souvent considéré à tort comme un exercice pectoral, en fait, la réponse est beaucoup plus subtile.

Vous êtes au départ sur en décubitus dorsal (sur le dos) sur un banc, soit les pieds à plat, ou les genoux relevés, les abdos bien rentrés, et donc les lombaires bien plaqués.

Vous tenez un haltère pas trop lourde (ou barre dite « U » prévue à cet effet), votre tête repose sur le banc, sans emmener la tête en arrière, les bras et l'haltère sont relevés dans l'axe des épaules (coudes fléchis).

Vous emmènerez le poids derrière la tête et vers le bas (mais sans tendre les bras), attention à ne pas descendre trop bas pour la coiffe des rotateurs, car le muscle sous-épineux de l'épaule n'apprécie guère !

Puis vous ramènerez à la position de départ un peu en avant des épaules, sans trop, et sans cambrer, le travail abdominal est permanent.

Il est donc bien question d'un exercice de dos, à la base, qui exécuté en fin de séance, permet de bien récupérer et d'allonger la colonne, mais surtout, il est un formidable exercice d'ouverture thoracique.

Lorsque vous amenez le poids en arrière, l'ouverture de la grille costale et du thorax est au maximum, ce qui permet de faire une musculation de compensation et de récupérer de l'amplitude.

En plus, vos triceps sont encore fortement sollicités, et ne l'oublions pas, le triceps brachial représente les trois quarts du bras, ce qui n'est pas le cas de son opposé, le biceps brachial.

Vous pourrez faire de 10 à 20 répétitions sans trop de charges.

Fin du tour

<u>« Cool Down » ou récupération – retour au calme</u>

Il est temps d'aller faire son cardio pour « taper » dans les réserves efficacement, allure modérée ou soutenue selon votre condition.

Si vous êtes « *out* », allongez-vous 5 minutes avec les jambes relevées et faites le vide mental, puis préférez un bon sauna de 15 minutes, ou une douche bien chaude, en terminant bien frais ou froid sur les membres inférieurs (excellent pour le retour veineux).

Pas d'étirements quand on est fatigué, faite les 5 heures après ou le lendemain lentement et à froid sur les zones travaillées.

Toutefois, si cela est trop dur à froid, faire un cardio léger de 10 minutes, restez couvert suivant la température et étirez-vous pendant au moins 30 minutes.

Il est possible de faire du cardio derrière un stretch, évitez de travailler en tonicité, cela serait dommage de casser le travail d'amplitude.

**3 Entraînements/semaine et plus « si affinité ! »**

Si votre timing vous le permet, et je suis certain que vous pouvez trouver ce temps, une fréquence de 3 séances/semaine permet d'aller bien plus loin.

Tant sur la définition de nouveaux objectifs, que sur l'accroissement de vos résultats avec une réelle efficacité.

En effet, l'idée sera d'augmenter la fréquence des séances, tout en réduisant le temps de séance, ainsi le facteur « intensité » et efficacité sera privilégié en vue de l'optimisation de votre performance.

Si nous nous basons sur nos 3 séances, vous pourrez descendre la durée de votre session à une heure et demie au lieu de deux heures (50 minutes ciblées peuvent suffire).

D'autant plus, que si vous avez une autre activité sportive (principale et/ou collective/individuelle), il faudra revoir la pondération de la séance de musculation afin de ne pas casser le spécifique lié à cette même discipline.

On ne s'en fait pas, vous ressentirez assez rapidement les effets positifs de l'entraînement généralisé de musculation. Après, vous pourrez si tel est votre souhait, améliorer votre geste sportif et diriger votre entraînement en vue de l'amélioration des qualités nécessaires (force, endurance, souplesse, explosivité, etc.).

Vous l'aurez compris, je parle de préparation physique, donc de personnalisation faisant rentrer nombre de facteurs, sociaux, humains, physiologiques, bio-mécaniques, psychologiques, et bien d'autres.

En ce sens, il sera impératif d'avoir au moins les bases nécessaires à la préparation, ou bien d'avoir dans son entourage, la ou les personnes compétentes en la question (l'entraîneur de votre activité, le professeur de sport, un ami dont les compétences peuvent vous servir...)

N'hésitez pas à prendre un coach digne du nom, un vrai préparateur physique, optez pour un budget sur quelque temps et d'avoir le premier pied, dans le bon étrier !

Commencer n'est pas un problème en soi, c'est de bien commencer et comprendre une méthode qui est le plus délicat, si vos bases sont solides, vous gagnerez en temps et surtout en satisfaction personnelle.

Je reviens à nos 3 séances/semaine, voici un exemple dirigé sur l'hypertrophie, soit l'augmentation de la masse musculaire en premier lieu, ainsi qu'un gain de force, d'endurance musculaire.

Il n'existe pas une méthode, mais une bonne vingtaine pour la masse, elles existent pour vous permettre de varier et de contrecarrer l'entrophie (adaptation).

Cependant, il existe bien une zone de travail qui idéalise une « façon » d'être sur la bonne voie !

Voici la bonne information, ce qui vous évitera de faire un entraînement à perte ou de sortir de cet objectif premier.

<u>Le nombre de répétitions dans la séance pour un groupe musculaire donné</u>

Pour la masse, hors-séries de chauffe, vous devrez totaliser un minimum de 100 répétitions, sans dépasser 150 reps.

En exemple, si vous faites au hasard, une séance de Pec, à raison de 3 exercices, de 4 séries, de 10 reps chacune, vous serez dans l'objectif en ayant totalisé 120 reps, cela est suffisant !

Ce qui nous amène de suite au point suivant.

Quelle charge mettre ?

Si je vous parle en pourcentage, alors, il existe bien une zone de travail.

Si vous connaissez approximativement votre maximum sur un mouvement (attention à des fins de sécurité, nous parlons que des gros groupes musculaires tels que dos, pectoraux, membres inférieurs), nous parlons d'une répétition maximale, appelée « 1 RM ».

Selon la table de Berger, la zone de travail se situe entre 72% et 83% d'une RM (répétition max)

Donc, si par exemple mon maximum est 100 kg, si je me base sur 72%, cela représente 72 kg, et selon la table je devrais pouvoir en faire 10 reps, si cela vous semble trop lourd, baissez la charge, rien de grave, il faudra prendre de la force et de l'endurance.

Aussi, pour faire simple, ne mettez pas une charge qui ne vous permette pas d'en faire 7 reps au minimum (vous seriez sur un facteur de force et le temps de récupération serait bien plus long, et l'objectif est différent)

Passons à la question qui suit :

Quel sera mon temps de récupération entre les séries ?

La récupération est toujours incomplète pour le travail de la masse musculaire, la production d'acide lactique est importante, la vascularisation également, notre oxygène n'a pas le temps d'arriver, il s'agit d'une forme d'exercices difficiles à supporter, pour ceux qui sont habitués à l'endurance.

Le temps entre chaque série (set), sera compris au minimum de 1 minute à un maximum de 3 minutes.

Le but étant de pouvoir réaliser le même nombre de reps que la série précédente, auquel cas, augmentez la charge si cela était trop facile sans dépasser 10 reps, ou bien baissez-la si vous ne pouvez pas faire vos 7 reps minimum.

La bonne exécution du mouvement

La façon dont vous exécutez le mouvement optimisera d'autant la qualité de l'exercice, le recrutement de vos fibres musculaires, votre concentration doit être optimale, ainsi votre ressenti sera à son paroxysme.

Il y a des régimes de contraction, vous entendrez parler certainement de phase concentrique (positive), excentrique (négative), isométrique, stato-dynamique, etc.

Je vous propose simplement, un travail à vitesse constante (iso cinétique), c'est-à-dire que la vitesse reste la même dans la phase de montée et de descente de la charge, le tout, sans à-coup, et croyez-moi, l'efficacité est redoutable !

Exemples de combinaisons efficaces (groupes musculaires/ séance)

Jour 1

Dos/Épaules/Biceps/Abdos

Obs : Le dos est un groupe musculaire à forte densité, les épaules en développé et en élévation latérale sont la continuité, les biceps seront mis à rude épreuve vu que les tirages « dos » les sollicitent, les abdos sont réglés en moins de 10 minutes.

Jour 2

Membres inférieurs (fessiers, Cuisses, Ischios, mollet)/ Lombaires/Abdos

Obs : L'énergie recrutée pour la partie basse est importante, il est souhaitable de ne faire que le bas, un renforcement en gainage sur la ceinture pelvienne est souvent omis, les lombaires permettent d'équilibrer la posture ainsi que les blessures. Vous pourrez éventuellement adjoindre un petit groupe musculaire du haut si besoin d'un rappel.

Jour 3

Pectoraux/Triceps/Arrière Épaules/ Abdos

Obs : Pensez à varier d'une séance à l'autre les angles de travail (inclinés, déclinés, à plat) des pecs, les triceps travaillent en synergie avec le devant d'épaules lors du développé couché. Un travail de l'arrière d'épaule permettra de compenser la sollicitation du deltoïde antérieur (devant d'épaule), cette partie est très souvent oubliée et crée aussi une dissymétrie visuelle disgracieuse !

Vous aurez donc sur 3 jours, un entraînement complet de tout le corps.

Conseils

Essayez pour les gros groupes musculaires (pecs/dos/membres inférieurs), de ne pas dépasser 4 exercices (3 suffisent), pour les petits groupes, pas plus de 3.

Pour les enchaînements, variez d'une séance à l'autre, par exemple en super sets (forme de circuit alterné), c'est-à-dire, enchaîné immédiatement 1 exercice de pectoraux, 1 de triceps, 1 d'arrière d'épaules, puis temps de récupérations de 1,30 minute.

La semaine suivante, à des fins de changement et contre l'adaptation, faites votre circuit, mais en « groupé », c'est-à-dire, enchaînez les 4 séries de pecs avec repos entre les « sets », puis deuxième exercice de pec, puis 3e pour finir. Après, passez au triceps, exercices l'un après l'autre, avec la bonne charge pour 10 répétitions par exemple (la bonne charge = celle qui vous permet d'exécuter difficilement la 10e, mais proprement).

Pour la récupération entre les séances, vous pourrez enchaîner les jours 1 et 2 et prendre par exemple un délai de 24h supplémentaire pour être optimal. Sinon, si vous n'avez pas d'autres activités sportives, espacez chaque séance de 24h suivant votre fatigue ; dans le jour « *off* » rien ne vous empêche de faire du stretching et du cardio.

## *Culturisme « un monde à part ! »*

Le Culturisme, « Culte du Corps », avec un grand « C », est donc la version « Compétition » de la musculation ou culture physique.

Il faudrait même ajouter un grand « R » pour respect !

En effet, « n'est pas culturiste, qui veut ! », je vous parle bien d'une autre planète, ou la norme sociétale n'a plus sa place.

Ils sont avant tout « leur propre modèle de perfection » qui est lié à la norme compétitive, cette dernière variera suivant les différentes fédérations (nationales, continentales, internationales).

Donc, quelqu'un qui ne pratique pas la compétition dans ce domaine n'est pas culturiste, je préfère faire la distinction de ces deux disciplines proches, mais opposées sur le plan « Extrême ».

Vous pourrez sans nul doute, avoir un excellent niveau en musculation, pratiquée en complément d'une autre activité sportive, ressembler à un culturiste, sans pour autant avoir franchi le pas en tant que compétiteur.

C'est une discipline dite morpho cinétique, c'est-à-dire que la performance est appréciée et non chiffrée, avec la notion de coordination. Lors d'une compétition, les juges porteront leurs notations sur différents critères comparatifs : « Densité et Volume musculaire, Symétrie, Vascularisation, Proportions des chaînes musculaires, Respect des figures imposées, Appréciation du programme libre ».

Cette version « *hardcore* » de la culture physique requiert un dévouement total à la discipline, ce qui va bien souvent à l'opposé d'un équilibre de vie sociale et conventionnelle.

Nous sommes tous des « psychopathes » à notre façon dans un domaine ou plusieurs, ce petit clin d'œil, parle bien sûr de nos obsessions. Chez le culturiste, elle est permanente.

Croyez-moi, j'ai pratiqué la discipline de nombreuses années avant d'enseigner dans le domaine et me servir des valeurs de la discipline, pour la préparation physique du plus grand nombre. Il est fort intéressant de se servir de certaines méthodes que l'on peut aisément transférer à d'autres.

Le culturiste est : « Un grand physiologiste, nutritionniste (spécialisation), connaisseur de la chimie du sang et de la supplémentation ». Il est un modèle pour tous ceux et celles qui doivent atteindre un objectif, il a une capacité hors norme à tenir ses objectifs (périodisation), et ce, par une très grande motivation et concentration. Voilà pourquoi, je vous parlais d'obsession précédemment !

Cependant, sa vie sociale et familiale se résumerait à sa propre « Tribu », mieux vaut adhérer à son idéologie, sans quoi, cela sera un enfer pour l'entourage. Il est très fréquent que le compétiteur choisisse un travail en adéquation avec sa passion, car celui-ci aura besoin très rapidement et selon sa régularité d'un calendrier hebdomadaire de 6 jours de pratique sur 7.

Et, avec un training de 4 à 6 heures par jour (2 à 3 matins et après-midi), de 4 à 6 repas par jour (inclus micro-collations), et surtout, du sommeil, la cellule musculaire se construit à ce moment, soit, suivant le cas, de 8 à 10 heures.

Sur le plan alimentation, ne les confondez pas avec des Sumotoris, la calorie est importante (hyper et/ou hypocalorique) et elle variera selon la période et l'objectif (masse, force, définition, sèche extrême pré-compétition), l'objectif principal, la quête du saint-Graal, il sera tout comme un bon sculpteur, d'avoir de la matière, « Le Muscle » la densité.

C'est pourquoi, de mois en mois, et années, il cherchera à augmenter cette masse musculaire globale et aussi combler ses points faibles. Il pourra aller très loin dans ses objectifs par l'alimentation qui représente plus de 60% du résultat. La supplémentation (protéines de haute valeur biologique, les acides aminés, oligo-éléments, oméga 3&6).

Bien sûr, il y a aussi et malheureusement des ombres au tableau, l'irritabilité et l'agressivité en période de restriction, la fatigue de son propre métabolisme au fil du temps par des diètes hyper strictes, choquant le corps, le muscle cardiaque, mais aussi le système digestif.

Je vous mentirais, si je niais la présence du dopage, qui est présent comme dans beaucoup de disciplines, certains n'ont malheureusement pas compris que le meilleur dopant naturel, est l'entraînement lui-même !

J'ai vu trop de jeunes et moins jeunes, fonder la base de leur entraînement, sur et par l'apport de substances illicites (hormones de croissance, stéroïdes, anabolisantes, diurétiques), ils étaient prêts à tout pour cette masse (compétiteur et non-compétiteurs), la facilité et la tentation sont grandes, en gros, vous aurez en 8 mois, les résultats de 4 années de travail.

Le souci est lorsque vous *boostez* votre métabolisme, tout comme la mobylette avec de l'éther dedans, vous augmentez aussi les problèmes, quelques exemples à considérer absolument : cancer du foie, des reins, atrophie testiculaire, gynécomastie, impuissance, troubles de l'érection, AVC, agressivité, troubles obsessionnels du comportement, dépendances aux produits...

Et, certains préféreront aller dans cette voie coûte que coûte, seule la gloire compte, la reconnaissance du milieu, de sa tribu, du titre, et en connaissance de cause (sans avoir connu les effets).

Ceux qui ont pu passer au travers des contrôles antidopage ont eu comme effet d'augmenter le niveau d'accès à la compétition du toujours plus « *Big* », bref, la diète naturelle permet d'aller loin pour des compétiteurs, mais en aucun cas de rivaliser avec le dopage.

C'est pourquoi certaines compétitions s'annoncent par leurs fédérations dites « naturelles ».

Pour conclure, il est impératif de prendre en considération tout le meilleur du culturisme, à savoir, son implication à être précis, motiver, régulier, performant sur la compréhension du corps (bio-mécanique et physiologique), ce milieu peut réellement vous apporter dans vos objectifs.

## *Les autres sports et activités*

**Combien d'activités physiques vous faut-il pour votre condition physique ?**

La synthèse de nombreuses études a montré qu'au moins 2 heures et demie d'activité modérée à soutenue chaque semaine étaient conseillées. Il est souhaitable à défaut d'être actif dans des séquences de 10 minutes ou plus tout au long de la journée et de la semaine.

**Sédentaires – comment être plus actif ?**

Si vous êtes prêt à ajouter plus d'activité physique à votre vie, voici quelques conseils pour vous aider à démarrer, cela aura pour effet de stimuler votre mental positivement et de façon progressive:

Restez mobile et actif durant la journée. Prenez l'habitude d'utiliser des escaliers, pas des ascenseurs, et marchez pour faire des courses près de chez vous.

Commencez à marcher. Marcher est une excellente activité physique que la plupart des gens peuvent commencer à faire. Prenez l'habitude de faire une promenade quotidienne avec des membres de la famille, des amis, des collègues ou des animaux domestiques.

Ayez un partenaire dans vos activités. Cela peut rendre l'exercice plus attrayant.

Exercez une activité que vous aimez. Variez-la avec d'autres disciplines pour casser la monotonie.

Utilisez des outils connectés ou autres (mobiles avec programmes de formes, cardio fréquencemètre, podomètre) pour savoir combien de calories vous brûlez pendant l'exercice et les activités quotidiennes.

Quelles activités physiques améliorent votre condition physique ?

Il existe principalement 4 types d'activité physique :

L'aérobie, le renforcement musculaire, le renforcement osseux et les étirements (flexibilité).

**Forme aérobique ou d'endurance**

La forme aérobique vous fait respirer plus vite et fait travailler votre cœur plus longtemps. Les activités aérobiques comprennent la marche, la course, le vélo et la natation. On l'appelle communément entraînement cardio ou cardiovasculaire (la base de la condition physique)

Cette dernière déplace vos plus grosses chaînes musculaires, comme ceux de vos membres inférieurs et supérieurs. Courir, nager, marcher, faire du vélo, danser et faire des sauts sont des exemples d'activité aérobique.

Voici des exemples d'activités aérobiques. Selon votre niveau de forme, ils peuvent être légers, modérés ou intenses :

- pousser la tondeuse (avec vigueur et en gainage abdominal) dans votre jardin, cela rentre dans l'activité cardio-vasculaire ;
- le jardinage, tel que creuser ou déterrer, fait grimper votre fréquence cardiaque (attention à la région lombaire) ;
- marche, promenade et rapide, faire de la randonnée, faire du jogging, courir ;
- aérobic aquatique ou longueurs de natation ;
- vélo, rollers en lignes et corde à sauter ;
- danse, salsa, rock, zumba ;
- tennis, rugby, hockey et basketball...

Ou faire des activités plus vigoureuses, comme la course. Cette activité vous fait respirer plus fort et à un rythme cardiaque plus rapide, la méthode du fractionné est très intéressante (accélération 30 secondes, retour récupération active modérée de 1,30 minute sur 5 cycles par exemple).

Obs. : Voici un moyen facile de savoir si votre exercice est modéré : si vous arrivez à parler pendant l'activité (pas chanter, plus délicat), c'est positif. Si vous ne pouvez pas parler pendant que vous faites l'activité, l'intensité est trop forte !

Les activités que vous choisissez dépendent du type de condition physique que vous souhaitez obtenir. Il y a trois différents types de fitness :

**Renforcement ou développement musculaire (masse maigre)**

Nous parlons de force, de volume, de masse musculaire, de résistance et de puissance. Des activités comme l'haltérophilie, la musculation, le Power-lifting, CrossFit, Gym à poids de corps améliorent votre condition physique.

Les activités de renforcement musculaire améliorent la force, la puissance et l'endurance de vos muscles. Faire des pompes (*push-up*), des tractions à poids de corps, soulever des poids, monter des escaliers et creuser dans le jardin sont des exemples d'activités de renforcement musculaire.

Avec les activités de renforcement, les os, vos pieds, vos jambes ou vos bras supportent le poids de votre corps, les chocs sont bénéfiques pour votre matrice osseuse, rappelons-le, l'os est une matière vivante. Courir, marcher, sauter à la corde et soulever des poids sont des exemples d'activités de renforcement des os.

Les activités de renforcement musculaire et de renforcement osseux peuvent également être aérobies, selon que votre cœur et vos poumons travaillent plus fort que d'habitude. Par exemple, la course est à la fois une activité aérobique et une activité de renforcement osseux.

**La souplesse musculaire / Mobilité articulaire**

La flexibilité est la capacité de bouger les articulations et les muscles dans toute leur amplitude de mouvement. Le stretching est un exercice qui vous aide à être plus souple sur le membre inférieur et supérieur.

Les étirements aident à améliorer votre flexibilité et votre capacité à bouger vos articulations. La pratique du stretching, les disciplines que sont le yoga et le Pilates sont des exemples excellents pour gagner en flexibilité, pour la récupération musculaire, et prévenir des blessures. (NB : Le Pilates a la particularité d'agir sur 3 facteurs, Force, Mobilité, Souplesse)

**Top activités à haute dépense énergétique !**

La salle de gym est un excellent moyen pour se remettre en condition physique, mais il est fréquent que le bruit des cours, des pratiquants bruyants en musculation, de la question olfactive, et de l'impression d'oppression ou d'enfermement soient un frein.

Pas de soucis, si vous préférez brûler des calories et vous tonifier sans être cloîtré, alors, il y a une myriade de sports et d'activités qui seront faites pour vous.

Voici 10 activités sportives et récréatives tueuses de calories (il y en a bien d'autres, mais je m'efforce de toucher le plus grand nombre) :

Corde à sauter

Calories brûlées par heure : 700 à 1 100

Ne vous y trompez pas, cela est vraiment physique au sens premier et calorifique, personnellement c'est mon préféré, facilement transportable, pas besoin de beaucoup de place.

Demandez aux boxeurs, une condition physique de base est impérative, c'est après 1 heure de cardio qu'ils passent sur le ring.

De plus, la variété de mouvements coordonnés, pieds, sauts, rapidité, gainage, souplesse scapulaire, poignets est excellente.

Le jogging

Calories brûlées par heure : 550 à 900

L'entre-deux entre la marche et la course, un jogging régulier peut être un grand brûleur de graisse. Il fera des merveilles pour votre forme cardiovasculaire ainsi que vous aidez à tonifier et renforcer vos muscles du tronc. Le but est de faire du jogging sur une distance significative, commencez toujours modérément et vers un régime de croisière soutenu.

Pour les courageux(ses), courir à jeun vous permettra de brûler vos réserves adipeuses plus rapidement, de l'ordre des premières 20 à 30 minutes, au lieu de 45 minutes (attention à l'hypoglycémie), bien sûr, cela dépendra aussi du taux de glycogène dans le sang (ex. repas *big* paella la vieille au soir, vous serez alors surchargé pour le lendemain...)

La natation

Calories brûlées par heure : 500 à 800

L'avantage pour la santé de la natation est son manque total d'impact sur vos articulations. Si vous avez une piscine ou au moins l'accès à un centre municipal, mettez du temps de côté pour nager quelques longueurs.

Il faudra faire attention à certaines nages traumatisantes pour la région sacro-lombaire, en exemple la brasse (préférez la brasse coulée avec allongement ou carrément le crawl ou dos crawlé).

Football

Calories brûlées par heure : 600 à 900

Les ligues sont légion, répandues dans le monde entier, il sera aisé de pratiquer, l'activité aérobie est le fondement de base de l'activité, quel que soit votre poste, prenez !

Il faudra veiller à son échauffement, et attention aux tacles pour les chocs aux chevilles, tibias et genoux.

Montée d'escaliers, stepper, elliptique, marche sportive, mountain hiking

Calories brûlées par heure : 650 à 1150

L'activité en plein air et de pleine nature est à privilégier pour une bonne oxygénation de la cellule.

Mais aussi pour la gestion de la coordination dans la marche et, de la sollicitation bénéfique de vos appuis pour les muscles profonds, stabilisateurs, et du système osseux.

Une bonne marche nordique soutenue par un dénivelé progressif fera des miracles sur la dépense énergétique). Un équipement de bonne qualité est nécessaire pour la protection du pied (pronateur ou supinateur), de la cheville (malléoles), et suivant votre profil de marche.

Vous aurez en extérieur, des niveaux d'intensité et disciplines qui seront plus adaptés à votre progression, la marche de randonnée (hiking), la marche soutenue de type militaire, le trekking de moyenne et longue durée, la course de trek qui est classée en très haute intensité.

Aussi, il faut être progressif, et il est conseillé pour votre préparation, d'utiliser les ergomètres de salles de sport (tapis de marche, stepper, simulateur d'escalier, elliptique, rameur...).

Ils offrent une très bonne approche des disciplines citées précédemment, en toute sécurité, vos chaînes articulaires resteront le plus possible dans l'axe, pas de chocs, certains ergomètres vous permettent d'être en totale suspension, donc, moins traumatisant.

Ainsi, vous pourrez alterner l'ensemble de ces possibilités *InDoor* et *OutDoor* pour votre intégrité physique et votre progression.

Tennis

Calories brûlées par heure : 600 à 900

Le rythme du tennis est perturbant en soi, vous vous déplacez, vous vous arrêtez. C'est un excellent entraînement, il faudra penser à intégrer une musculation ciblée pour les chevilles et genoux, mais aussi de compensation, car il est un sport asymétrique (suivant que vous êtes gaucher ou droitier).

Préférez des échanges en simple plutôt qu'en double pour des raisons énergétiques et de distances sur le terrain. Vos épaules, vos avant-bras et vos hanches seront sollicités même si vous êtes débutant, j'insiste encore une fois sur l'échauffement et en toute saison !

Hockey sur glace, patinage traditionnel et de vitesse

Calories brûlées par heure : 650 à 1500

Je souhaite inclure cette discipline qui est souvent délaissée, pour des raisons géographique et climatique.

Selon l'endroit où vous vivez, le hockey sur glace, le patinage en plein air n'est peut-être pas possible, alors n'hésitez pas en intérieur.

Le patinage sur glace est une excellente séance d'entraînement, mais ajoutez-y les changements et les mouvements rapides d'une partie de hockey, et vous aurez une activité encore meilleure.

Vous aurez tous les facteurs nécessaires pour une bonne condition, l'endurance, la force-vitesse, l'explosivité, l'esprit d'équipe, et bien sûr le contact !

Sinon, en individuel, c'est excellent aussi sur le facteur endurance, pour le patinage de loisir, de compétition, et bien sûr une autre école, le patinage de vitesse (endurance pure et endurance de force).

Arts martiaux

Calories brûlées par heure : 700 à 1 200

Peu importe si vous pratiquez le karaté (*do*, *chotokan*, *kyokuchinkaï*), la boxe thaï, le judo, le taekwondo, ou tout autre art martial, vous ne pouvez pas vous tromper.

Toute activité qui vous fait bouger rapidement et de diverses façons est sûre de vous aider à vous raffermir, à augmenter votre flexibilité, votre endurance.

Que vous appreniez un nouvel art martial ou que vous soyez un combattant expérimenté, vous aurez une condition physique excellente et un état d'esprit d'ouverture (variable suivant les disciplines).

Rappelez-vous, vous n'avez pas besoin d'apprendre cette compétence dans l'intention de combattre ou de lutter, il s'agit d'abord d'un travail sur soi dans le respect de l'autre, au travers de règles que vous adopterez, vous aurez le choix suivant votre approche et vos aspirations.

## Fréquence et récupération

Que vous soyez débutant, confirmé, semi-pro ou athlète aguerri, la programmation de votre entraînement passera inexorablement par la case « Fréquence » puis « Récupération ».

Nous fonctionnons tous sur un même schéma « théorique » pour l'obtention des résultats souhaités et bien au-delà. En effet, les dénominateurs communs pour votre réussite sont :

- tests et niveau de départ ;
- définition des objectifs (court, moyen, long terme) avec personnalisation ;
- périodes et/ou cycles (endurance, renforcement, force, explosivité, pliométrie…) ;
- fréquences (répétitivité des séances, nombre de séances jours et semaines) ;

- récupération (entre les séances et différents cycles) ;
- état des lieux, nouveaux tests, constats de progression, remise en question ;

Vous l'avez compris, la répétitivité (fréquence), et la récupération sont deux facteurs essentiels pour l'obtention de bons résultats, physiques, moraux. Là encore, la personnalisation nous fera adapter une récupération adéquate dans la séance (suivant les objectifs et selon la filière énergétique), et entre les séances.

Le rapport entre la fréquence et la récupération permettra de réguler l'intensité d'une séance ou d'une période. Pour faire simple, si nous réduisons dans une séance les temps de repos, forcément, l'intensité augmente !

Mais aussi, si l'on réduit la récupération entre deux séances ou plus !

Donc, nous voyons qu'il est tout à fait possible d'augmenter la difficulté d'une séance ou période, sans pour autant changer la charge de travail dans la séance elle-même.

Et, il va de soi que la récupération ne sera pas identique, selon qu'il s'agisse d'un entraînement de force, de résistance, d'endurance.

## *Attention au surentraînement !*

D'une façon générale, il faudra augmenter progressivement, l'intensité, la fréquence, et orchestrer une récupération adéquate à la charge de travail.

Mais attention, on ne récupère pas plus longtemps pour autant, je parle du repos passif (ne rien faire, dormir), car la récupération active est également une formidable méthode (endurance légère ou modérée).

Cependant, un entraînement intensif vous brise et vous rend plus faible. C'est le repos qui vous rend plus fort. L'amélioration physiologique du sport ne se produit que pendant la période de repos suivant un entraînement. Cette adaptation est la réponse à la charge maximale des systèmes musculaires et cardiovasculaires et est réalisée en améliorant l'efficacité du cœur.

On augmente les capillaires dans les muscles, les réserves de glycogène et les systèmes enzymatiques (mitochondries) dans la cellule musculaire. Pendant les périodes de récupération, ces systèmes atteignent des niveaux supérieurs pour compenser le stress que vous avez occasionné. Le résultat est que vous êtes maintenant à un niveau de performance bien plus élevé (phénomène de surcompensation).

Si le programme d'entraînement ne prévoit pas de repos suffisant, la régénération ne peut pas avoir lieu. Si ce déséquilibre entre entraînement excessif et repos inadéquat persiste, la performance diminue.

Le surentraînement peut être défini comme l'état où l'athlète a été stressé à plusieurs reprises en s'entraînant au point où le repos n'est plus suffisant pour permettre le rétablissement (syndrome de surentraînement). Il s'ensuivra la collection de symptômes émotionnels, comportementaux et physiques dus au surentraînement qui a persisté pendant des semaines ou des mois (« *burnout*», blessures, tendinites, déchirures, fractures de fatigue).

Certains rapportent une diminution de l'appétit et une perte de poids. Les symptômes physiques comprennent des douleurs musculaires persistantes, une fréquence accrue de maladies virales et de blessures.

Plusieurs études cliniques ont été menées sur des athlètes atteints du syndrome de surentraînement. Des tests physiologiques, psychologiques et biochimiques en laboratoire ont été effectués.

Les résultats de ces études ont montré une baisse des performances dans les tests d'effort, une baisse de l'humeur et, dans certains cas, une augmentation des taux de cortisol (l'hormone « stress » du corps).

Une diminution de la testostérone, un état immunitaire altéré et une augmentation des produits de décomposition musculaire ont également été relevés. Médicalement, le syndrome de surentraînement est classé comme un trouble neuro-endocrinien (perturbation entre le système nerveux autonome et le système hormonal).

Si le corps a une capacité diminuée à réparer pendant le repos, accumuler plus de séances d'entraînement sur ce système déséquilibré ne fait qu'aggraver la situation.

Les athlètes s'entraînant avec un cardiofréquencemètre peuvent remarquer qu'ils n'arrivent pas à maintenir l'entraînement à leur niveau habituel. La fatigue prend le dessus et met prématurément fin au training. La régulation du glucose n'est pas adéquate et l'on ressent des symptômes d'hypoglycémie durant l'exercice.

En outre, la fréquence cardiaque au repos est élevée, le traitement pour le syndrome de surentraînement est le repos. Plus le surentraînement est long, plus le repos est nécessaire.

Enfin, la sagesse est que, mieux vaut être moins entraîné que surentraîné. Le repos est impératif dans l'entraînement de tout sportif.

## *Les types de récupérations – Explication physiologique*

La récupération correspond au besoin d'homéostasie de l'organisme, c'est-à-dire de la tendance vitale des êtres vivants à stabiliser les multiples constantes physiologiques de l'organisme (niveau d'acidité du muscle et acide lactique, taux de sucre dans le sang, température, teneur en sels minéraux...).

Le sportif se place dans des conditions extrêmes qui déséquilibrent le fonctionnement de son organisme, et il apparaît à ce titre, non seulement comme celui qui développe le maximum de qualités, mais aussi comme celui qui résiste le plus aux déséquilibres créés par l'effort.

**Les buts :**

- retrouver le niveau initial, avant l'effort, reconstituer les réserves de glucose ou de créatine phosphate, de sels minéraux, de vitamines, d'eau... selon le cas ;
- éliminer les déchets consécutifs à l'effort (acide lactique, chaleur...) ;
- réparer le tissu musculaire qui a pu subir des traumatismes, souvent infimes, mais parfois douloureux (courbatures).

**Les types :**

- complets, les objectifs précités étant alors atteints ;
- incomplets, les objectifs n'étant que partiellement atteints.

Rappelons qu'après un exercice anaérobie (sans oxygène ou très peu), nous considérons la récupération (élimination de l'acide lactique) comme quasiment complète lorsque le pouls descend à 100/110, et incomplète lorsqu'on reprend le travail avec un pouls à 120.

La méthode de récupération peut être :

- active : il s'agit dans ce cas de maintenir une certaine activité pour garder un rythme cardio–pulmonaire soutenu,

favorable à une récupération plus rapide (élimination de l'acide lactique par exemple) ;
- passive : à l'inverse, on recherche le repos complet pour récupérer parce qu'on a le temps, parce qu'il le faut bien de temps en temps (sommeil) ou parce qu'on veut retarder la récupération (habituer le muscle à l'acide lactique par exemple).

**La récupération active**

Elle vise un effet circulatoire et respiratoire. Pour cela, le sujet emploiera les moyens suivants : le footing, la douche chaude, le sauna, le massage.

La douche chaude

Elle doit être entre 35 et 45° et prise tout de suite après l'entraînement. Elle favorise la circulation du sang en dilatant les vaisseaux périphériques. Elle accélère le relâchement.

Le sauna et le hammam

Pour le sauna traditionnel sur pierres chaudes, il est un bain d'air chaud et sec entre 60 et 100°C (si trop difficile vous aurez les mêmes effets avec le sauna infrarouge à 60°).

Pour le hammam, moins violent pour certains, c'est une chaleur humide d'environ 80 à 100°C.

- Si le sauna ne suit pas une séance d'entraînement ou une compétition, il faudra préparer l'organisme par un petit échauffement (conseillé, car vous vous préparez à une meilleure transpiration pour évacuer les toxines).
- Il est indispensable d'être nu pour une bonne exposition uniforme à la chaleur.
- Il faut prendre une douche progressivement froide de bas en haut puis retourner au sauna (excellent pour le retour veineux).

- Après, un dernier bain ou une douche, un temps de relaxation est nécessaire pendant 20 à 30 minutes, de façon à compléter l'effet « défatiguant » du sauna ou hammam.

Le massage

Je ne cite que les techniques classiques que l'on peut utiliser avant et après l'effort. Les massages agissent principalement sur la circulation, et la décontraction musculaire (et bien sûr celui du relâchement de l'esprit !).

Ils peuvent avoir un effet calmant ou excitant.

- Effet calmant

Il est atteint grâce à un effleurage, une manœuvre des mains superficielle, lente et de grande amplitude. Ce type de massage sera bénéfique après l'effort et constitue une bonne récupération (durée maximum 30 minutes). Ce massage est déconseillé avant l'épreuve, sauf de façon exceptionnelle pour des athlètes avec tempérament nerveux.

- Effet excitant

Il sera obtenu par un effleurage rapide et suivi par des glissés profonds. Elles sont réalisées par des pressions accentuées des mains dans le sens de la circulation veineuse avec des mouvements lents et amples. Ce type de massage peut se pratiquer avant l'effort, mais il ne remplace pas l'échauffement.

En observation, vous pouvez vous essayer au massage thaï traditionnel (il peut être très soutenu) ou sportif, la particularité tient dans le fait que le praticien ira chercher directement aux insertions musculaires. Il faudra convenir d'un échange avec le spécialiste pour doser et que cela soit supportable, le bienfait se fera ressentir après la séance et sur plusieurs heures !

Le footing

Immédiatement après une compétition, ou le lendemain, il est parfois judicieux de faire un footing d'une 1/2 heure en ayant soin de rester strictement dans la filière aérobie (en présence d'oxygène).

**La récupération passive**

La relaxation

La relaxation sollicite des techniques particulières qui seront conduites par des spécialistes

Le hatha - yoga

C'est la plus élémentaire des 8 formes de yoga. On recherche une action sur le tonus musculaire par l'apprentissage des postures et du contrôle respiratoire. Une posture s'acquiert, se conserve et ne se répète pas pendant la séance.

La méthode Jacobsen

L'alternance de temps de contraction et de relâchement musculaires doit aboutir à une diminution de l'activité tonique musculaire et à une détente cérébrale. Cette méthode est peu utilisée, car très lente.

La méthode de Gerda Alexander

Il s'agit de faire un inventaire du corps par la prise de conscience de toutes ses composantes. Chaque chaîne musculaire est replacée ensuite dans l'ensemble pour reconstituer une unité nouvelle de l'individu.

La méthode du docteur Schultz

C'est une sorte d'auto-hypnose. Il s'agit d'obtenir une décontraction du système neuro-musculaire et aboutir ainsi à une déconnexion centrale. Cette méthode ne peut pas être enseignée sans un niveau de compétence correcte.

L'entraînement psychotonique

Il s'agit de réaliser des contrôles musculaires localisés avec diminution de la tension musculaire, d'une prise de conscience du schéma corporel, de l'exécution du geste. Cette méthode ne peut être dirigée que par un médecin ayant acquis une formation psychologique.

Certaines méthodes de relaxation ne nécessitent pas forcément d'initiation. Elles permettent le « relâchement musculaire », les exercices sont faits après une séance d'entraînement dans une pièce tamisée, calme et chaude.

La personne s'allonge sur un tapis, bras et jambes légèrement écartés, dans un bon confort vestimentaire. L'instructeur doit avoir une voix monocorde, basse et lente. Ses phrases sont courtes et entrecoupées de temps morts.

Il vous demande de sentir le relâchement des jambes, des cuisses, des fessiers, des mains, des bras, des mâchoires, des yeux. Il recommande le contrôle de la respiration en créant un lien avec le relâchement musculaire.

Les séances peuvent durer entre 10 et 20 minutes, le retour à la position debout doit se faire aussi lentement que possible.

Certaines techniques de relaxation peuvent être bien maîtrisées par des pratiquants initiés. Il faudra faire attention à l'approche d'activités ou d'évènements sportifs, car des séances trop rapprochées risquent de créer une baisse de l'excitabilité neuro-musculaire.

# 8. L'ALIMENTATION MOTEUR DE NOTRE VIE

Voici « Le Chapitre » qui est indiscutablement, une des clés de votre réussite personnelle, et ce, pour tout votre chemin de vie.

Tout comme le sommeil (chapitre inévitable !), l'alimentation est un des fondateurs de votre équilibre physiologique, psychoaffectif, immunitaire, et de la relation sociale avec autrui au travers de l'apport énergétique journalier que la nutrition nous donne.

En effet, si nous faisons abstraction de tout ce qui n'est pas indispensable pour notre vie (tabac, alcool, junk food), l'alimentation, l'hydratation, et le sommeil, quant à eux sont de surcroît les fondamentaux des mammifères que nous sommes.

J'appuie sur le « lien social », car « se nourrir », doit être un de nos moments privilégiés, de bien-être, de calme avec soi-même, et/ou à partager en bonne compagnie.

Je parle bien de plaisir, de prise de conscience, d'un anti-stress que la nourriture apporte toute à chacun.

La société moderne actuelle, ne nous conforte pas à retrouver un « équilibre de vie », les facteurs que je qualifierais d'aggravants : « stress au travail, dépendances aux nouvelles technologies, sédentarité, horaires professionnels décousus, qualité des aliments, conservateurs, le sucre, restauration rapide, inflation économique… ».

La liste est encore longue, et surtout un problème récurrent : « la prise de conscience ! »

Beaucoup d'informations liées à la prévention sur la qualité des aliments, le « bien manger », les bons comportements, alimentent la confusion de cette somme de données diffusées par les médias.

Bien souvent, c'est à s'y perdre, ce qui augmente la confusion, le doute, et comment peut-on trouver la solution ? À qui puis-je me fier ? Telle ou telle hygiène alimentaire serait-elle plus bénéfique pour moi ?

Un exemple : « Mangez équilibré ! », ce qui ne veut strictement rien dire si on ne sait pas comment procéder, « Mangez 3 fruits et légumes par jour » est très bien, mais cela ne tient pas compte de celles et ceux qui ne mangent pas de légumes ou mangeaient déjà des fruits (en quantité).

Les légumes et les fruits sont excellents pour les fibres et vitamines, et le sucre dans les fruits alors !

Suivant la quantité ingérée de fruits, cumulée à l'apport d'autres aliments riches en sucres (betteraves, carottes, céréales.), et boissons (jus de fruits avec sucres ajoutés + sodas + alcool..), vous pouvez augmenter votre taux de glycémie !

Donc, nous parlons bien, de personnalisation, de comportement alimentaire, et d'ajustement des règles de bon sens sur l'apport nutritionnel journalier selon vos besoins (repos, travail, sport).

Avant de rentrer sur les bases de l'alimentation, je mets un point fort sur la notion de plaisir !

Si vous n'êtes pas dans l'excès quel qu'il soit, le corps est fait pour ingérer de bons gras (lipides), et le gras, c'est le goût, et le goût est plaisir, jouissance pour votre palais et votre cerveau, seule la quantité fera la différence (mais aussi à quel moment de la journée).

Il faut absolument bannir le mot « Régime », ce dernier s'adresse aux professionnels de santé et de la prise en charge qui en découle. Avoir un bon comportement alimentaire en toute conscience, vous donnera donc ce plaisir de manger, sans être dans la privation.

Pour finir cette introduction, les sous-chapitres qui suivront seront expliqués le plus simplement possible, car l'alimentation, la diététique, est un « pavé » très dense. Nous pourrions en parler sur plusieurs tomes.

Il est essentiel de connaître ses fondamentaux, en premier lieu, dans le cadre de la vie quotidienne, puis l'adaptation de l'apport énergétique avec le supplément « sport ».

Enfin, nous parlerons du bon comportement qu'il faudrait adapter en fonction de chacun, selon les besoins, les quantités, l'hydratation, les heures de repas (chrono-nutrition).

Je serai sincère, nous mangeons mal, nous mangeons trop, nous sommes dépendants de ce que la société nous impose. Dans la mesure où vous prenez conscience de votre environnement, des autres, vous aurez alors le choix en toute connaissance, d'adapter le comportement que vous souhaitez !

## Cours simplifié et accessible à tous

En premier lieu, l'alimentation sert à la croissance, puis, depuis la nuit des temps, l'homme comme tout mammifère, pour sa subsistance, a besoin d'énergie.

Pour répondre au besoin de veille, à la thermorégulation, à ses dépenses d'énergie physique et intellectuelle, mais aussi à son propre renforcement, il est donc à la recherche de la « calories ».

La croissance sous-entend l'élaboration des tissus, par exemple, le tissu osseux ou squelette se reconstitue d'environ 2% par an jusqu'à 50 ans (apport en calcium et vitamine D).

Quant au besoin de veille, il est celui de l'homme à jeun et au repos, lorsqu'il n'a à fournir aucun travail, c'est en fonction de la fréquence cardiaque, et de l'alimentation. Ce besoin dit basal va évoluer en fonction du sexe, de l'âge, de la constitution physique de l'individu.

La thermorégulation variera selon les éléments climatiques externes, un individu qui s'expose au froid, produira de la chaleur, et l'évaporation qui s'ensuit fera perdre à celui-ci environ 600 calories pour un litre de sueur. Donc l'organisme pour sa régulation thermique mobilise 80% de son énergie pour traiter la perte d'eau, d'oligo-éléments, de sucre.

Notre énergie qui est consacrée au travail fourni sera proportionnelle à la force dépensée et à la durée de l'effort (lors d'un effort brutal, nous consommons sur un rapport de 5 à 10 fois plus de notre dépense énergétique).

En exemple, si l'on ramène à la même unité de temps, la dépense d'un marathonien, est le double de celle d'un volleyeur.

Dans le cadre de notre renforcement, nous luttons contre les maladies infectieuses ou virales, l'apport ou l'absence d'éléments indispensables entraînerait une pathologie.

## *Aliments et nutriments*

Les nutriments sont la résultante de la digestion des aliments :

- les Protides (protéines) : elles sont les architectes, la base du renouvellement et du développement de l'organisme ;
- les Lipides : les acides gras sont aussi des éléments de base, ils constituent les réserves d'énergie en s'accumulant dans le tissu graisseux ;
- les Glucides : les fournisseurs d'énergie (sucres à assimilation lente et rapide) ;
- les Vitamines : essentielles à la vie, des petites molécules favorisant les réactions chimiques dans l'organisme ;

- les Oligo-éléments et Sels minéraux : en quantité infime, ils sont les régulateurs de l'organisme et de son maintien.

Les aliments se répartissent suivant le secteur d'activité et ils ont trois fonctions importantes :

- les Architectes : par la formation et le renouvellement des cellules (protéines et calcium), telles que le poisson, les œufs, les volailles ;
- le Comburant : le fournisseur d'énergie nécessaire au maintien de la vie et de l'activité musculaire ; les acides gras (végétal et animal), les glucides à absorption lente (céréales et légumes secs), les glucides à absorption rapide (miel, fruit) ;
- les Outils : ils ont le rôle de catalyseur, ils servent au bon fonctionnement de la machine (vitamines et oligo-éléments).

## *Compréhension de nos fournisseurs d'énergie !*

L'énergie nécessaire aux fonctions organiques est fournie par les protides (protéines), les lipides (corps gras), et les glucides (les sucres).

Nous en avons donc besoin au repos, pour nos activités physiques, et pour le maintien de l'aspect fonctionnel et structurel de l'individu, telles que la régénération, la production et la réparation de cellules.

Donc, une fois digérés, les aliments deviennent des éléments simples (nutriments), ces substances biologiques actives sont au nombre de quatre.

Vous aurez :
L'Oxygène « O » dosé à 65%
Le Carbone « C » dosé à 18%
L'Hydrogène « H » dosé à 10%
L'Azote « N » dosé à 3%

Toutefois le Carbone (C) se scinde aux autres éléments, vous trouverez ainsi :

Les Hydrates de Carbone et les Graisses **C + H + O**
Les Protéines **C + N + Minéraux...**
Les glucides ou hydrates de carbone

Ils comptent pour 40 à 50% de l'apport énergétique, l'hydrate de carbone (H20+C) à la fonction de carburant dans l'exécution de l'exercice physique. Lors d'un exercice intense, nous aurons une prédominance du glucose sanguin et du glycogène intramusculaire (dans le muscle) ; lors d'un exercice modéré et dans le temps, vous utiliserez d'abord les sucres (glucides), puis avec prolongation de l'exercice, la sollicitation des lipides (votre gras !).

Il est aussi un combustible de notre système nerveux central, si vous êtes par exemple en crise d'hypoglycémie (chute du glucose dans le sang), vous aurez à coup sûr, nausées, étourdissements, sensations de faiblesse, faim.

Et, il permet l'économie de nos protéines en évitant le processus de « Néoglucogenèse ». En effet, lorsque le glucose vient à manquer, le glycérol résultant de la dégradation des triglycérides (lipides ou gras), et les acides aminés venant de la synthèse des protéines sont convertis en sucre ou glucose par le foie. Or, nous avons besoin de nos protéines pour leurs rôles de croissance des tissus, de maintien et de réparation.

Puis, le métabolisme des hydrates de carbone aide à la transformation des graisses, ainsi nous évitons un terrain acide grâce à une oxydation plus complète.

Vous rencontrerez au quotidien trois types de sucres :

Les sucres simples (glucose, fructose ou miel), ils ont la source la plus directe d'énergie qui est stockée dans les muscles et le foie sous forme de glycogène.

Les sucres doubles (sucre à 2 molécules), présents dans le lait, les céréales, la betterave, le sucre blanc, le lait...).

Les sucres triples (sucre simple à 3 molécules), on les trouve dans les animaux ou le glycogène est stocké dans les muscles (environ 60%), le foie (environ 30%) et le sang (environ 5%). Mais aussi, dans les végétaux, avec la cellulose (les fibres végétales) et l'amidon (les céréales).

**Les lipides (graisses)**

Ils sont une source d'énergie, qui représente plus du double de notre capacité de réserve énergétique. Si l'on compare à masse comparable, on double la valeur énergétique des protides ou glucides (ex. 1 g lipide = 9 kcal – 1 g glucide = 4 kcal – 1 g protide = 4 kcal).

Ils ont aussi une fonction de protection et d'isolation des organes et de la température extérieure.

Ils participent à la réduction de la faim et au transport des vitamines A (carotène), D (antirachitique), E (anti-anémique), K (coagulation).

C'est pourquoi, par exemple, pour celles et ceux qui peuvent faire un footing à allure modérée, à jeun le matin, tout comme les glucides, les graisses fourniront environ 50% de l'énergie nécessaire, mais au-delà d'une heure, l'énergie mise à contribution par les lipides sera de 80% ! (Donc le fait d'être à jeun, si votre glycémie est basse, vous « taperez » dans votre gras bien avant 60 minutes).

Vous avez trois variétés de lipides :

Les lipides simples, nous les connaissons sous le nom de « Triglycérides », les produits d'origine végétale et animale apportent environ 95% des graisses de l'organisme.

Les lipides complexes, ils sont un mix de graisse, de glucide, d'azote et de phosphore.

Les lipides dérivés, le fameux « Cholestérol » que nous trouverons dans les produits laitiers, les viandes rouges, le foie, la cervelle, le jaune d'œuf, les abats, les reins...

Ci-après, un rapport en % des sources de corps gras alimentaires et par ordre croissant :

| | |
|---|---|
| Fruits et légumes | 1% |
| Céréales et Farines | 1.5% |
| Haricots | 3.7% |
| Œufs | 3.8% |
| Beurre | 5% |
| Viande, volaille, poisson | 35% |
| Huiles et graisses | 36% |
| Produits laitiers | 38% |

**Les protides (protéines) et acides aminés**

Les protéines (macromolécules) sont de première importance et elles interviennent grandement dans la petite et grande enfance (croissance rapide), la construction cellulaire ne réquisitionne pas moins de 1/3 des protéines. Puis, le taux de croissance chutera ainsi que la sollicitation des protéines.

En outre, elles jouent un rôle dans la régulation de la dégradation des nutriments, et dans le rapport acido-basique de l'organisme.

Et, pour notre chère « contraction musculaire », elles sont indissociables pour aider les protéines musculaires dites structurelles (actine et myosine) à s'entrecroiser pour la contraction, et pouvoir induire le mouvement.

Elles interviennent surtout dans les entraînements et les exercices de longue durée, et intensifs.

Les acides aminés sont des molécules composées d'oxygène, d'hydrogène, de carbone et d'azote. Lorsqu'ils se composent de 2 à 10 acides aminés, on les appelle « Peptides », de 10 à 50 ce sont des « polypeptides », au-dessus de 50 acides aminés « Protéines ».

Nos protéines se constituent d'une vingtaine d'acides aminés, parmi ceux-là, 8 sont essentiels, car l'organisme ne peut pas les synthétiser, il sera alors impératif de les fournir par l'alimentation (ou en supplémentation suivant les besoins).

En exemple de protéine, l'albumine (fabriquée par le foie), globuline (sérique ou globulaire), collagène (tissu conjonctif), kératine (cheveux), actine et myosine (muscle).

Vous avez certainement entendu les pratiquants de musculation ou autres sports s'exclamant : « as-tu pris tes BCAA ? », sous-entendu de l'anglais « Brain Chain Amino Acid », ou en version française « Acides Aminés Branchés », soit les fameux 8 essentiels.

Les 8 essentiels sont : « Leucine, Isoleucine, Valine, Tryptophane, Lysine, Méthionine, Thréonine, Phénylalanine. »

Attention, il est à noter qu'un excès, tout comme un déficit en acides aminés, va dévaloriser l'apport protéique.

La valeur biologique de la protéine

Une protéine de bonne qualité sera celle qui se rapprochera le plus des besoins du corps humain, mais aussi de nos 8 acides aminés essentiels, ainsi, on pourra dire qu'elle a une bonne valeur biologique.

Celle qui est considérée idéalement la plus complète est : « La protéine d'œuf ».

Sa valeur est de l'ordre de 94 à 96, cela correspond à un indice conseillé qui devra être, pour les protéines animales et végétales, supérieur ou égal à 1.

Concrètement, dans notre alimentation, les protéines animales (laitages, poissons, viandes, œufs) sont de très bonne qualité, tandis que les origines végétales se situent en dessous.

En effet, les céréales, légumes secs, sont plus carencées sur la question des acides aminés essentiels.

C'est pourquoi, la qualité protéique est liée au cumul de l'ensemble des acides aminés, plus les essentiels.

Il est alors conseillé, de faire de bonnes associations telles que les légumineuses (manque de méthionine) et les céréales (carence en lysine) pour augmenter la qualité globale de l'apport protéique.

## Le sédentaire et la perte de poids

Le sédentaire n'est pas seul, il est une grande famille qui se subdivise en différentes catégories. Ainsi, l'approche et conseil pourront varier selon le type, l'environnement social. Nous revenons toujours sur notre personnalisation, puisque dans la majorité des cas, c'est un problème de comportement (alimentaire, social et culturel).

La première règle que je puisse donner en toute objectivité est d'apprendre à se poser et de régler le problème de la gestion de l'énergie. En effet, nous avons trop souvent une déperdition de notre énergie à faire les choses, et de façon efficace.

En clair, nous solutionnons les problèmes par l'augmentation du nombre d'heures dans une journée, ce cumul journalier et hebdomadaire nous emmène vers une saturation de notre capacité à supporter la charge de travail.

Il faut donc réviser efficacement la gestion de cette énergie pour réduire le rapport temps/travail produit à des fins d'économie sur le mental, le physique et les émotions.

Il y a donc un cheminement logique dans le mal-être et le bien-être, pour ce dernier, tout commence par l'environnement extérieur qui est en contact direct avec votre physique, puis le centre des émotions sera affecté, ensuite c'est au tour de votre énergie mentale.

Si l'on monte d'un cran, nous toucherons aussi votre spiritualité, cela se traduirait par exemple par ces questions :

Est-ce que je suis en forme ? Suis-je heureux ? Mon niveau de concentration est-il bon ?

## *Comment bien nourrir son corps ?*

Votre corps est le premier élément de soin à tenir compte et de savoir comment le nourrir pour mieux communiquer avec les autres sphères vues précédemment.

La nutrition est donc votre carburant, notre mode social des 3 repas (conditionnés), ne sera pas pour autant un idéal suivant votre tempérament et surtout votre mode de vie !

Le premier facteur à considérer sera la gestion du glucose (sucre dans le sang) dans la journée.

Suivant la répartition de la prise des aliments à fort indice glycémique, il y a souvent des confusions et/ou de mauvais moments où les prendre, et nous aurons un pic de glycémie à un moment inopportun engendrant du stockage et du surpoids.

Soyez organisé dans votre façon de stocker les aliments, et essayer de ne pas tout mélanger, faites une répartition entre les protides, lipides et glucides, ainsi vous éviterez de manger n'importe quoi à n'importe quel moment en ouvrant la porte du placard.

- Les glucides au matin, les graisses et les protéines en fin de journée : les culturistes pratiquent depuis un moment et surtout lorsque l'on désire une meilleure gestion calorifique. Il faut essayer d'arriver à mieux gérer ce que l'on appelle l'anabolisme (assimilation) et le catabolisme (dégradation). Donnez à votre corps des glucides, de l'énergie le matin vous donnera tout le carburant nécessaire. Prendre les protéines et les graisses vers la soirée afin que votre corps puisse se ravitailler durant la nuit est tout aussi important.
- Essayer de se poser au calme lorsque vous mangez, nous avons tendance à trop rester actifs pendant le repas, cela n'est pas une perte de temps en soi, votre tension va redescendre, vous êtes en mode « *recovery* » ou récupération,

donc, prenez le temps de bien mastiquer pour une meilleure digestion, c'est un moment privilégié !

**Les aliments pour le cœur**

Si nous faisons du cardio pour le cœur, il y a aussi des aliments bénéfiques pour celui-ci.

Voici une liste non exhaustive d'aliments bénéfiques pour la pompe cardiaque :

- les fruits, comme les pommes, les bananes, les oranges, les poires et les pruneaux ;
- les légumineuses, telles que les haricots rouges, les lentilles, les pois chiches, les pois aux yeux noirs et les haricots de Lima ;
- les poissons riches en acides gras oméga-3, tels que le saumon, le thon et la truite, environ deux fois par semaine ;
- les légumes, comme le brocoli, le chou et les carottes ;
- les produits laitiers sans gras ou à faible teneur en matières grasses, comme le lait écrémé ;
- les grains entiers, comme la farine d'avoine, le riz brun et les tortillas de maïs.

Et remettons une couche sur les aliments à limiter pour le cœur :

- Trop de viande rouge
- Huiles de palme et de noix de coco
- Aliments et boissons sucrés

Deux nutriments dans votre alimentation augmentent le taux de cholestérol sanguin:

- Les Gras saturés - principalement dans les aliments provenant d'animaux.
- Les acides gras trans (acides gras industriels) on les trouve dans les aliments faits d'huiles et de graisses hydrogénées, tels que la margarine en bâtonnets ; des produits de boulangerie, tels que des biscuits, des gâteaux et des tartes.

Certaines graisses trans sont naturellement présentes dans les graisses et les viandes animales.

Les graisses saturées augmentent votre cholestérol sanguin considérablement dans votre alimentation. Lorsque vous suivez un plan d'alimentation saine pour le cœur, seulement 5 à 6% de vos calories quotidiennes devraient provenir de graisses saturées. Les étiquettes des aliments énumèrent les quantités de celles-ci. Pour vous aider à rester sur la bonne voie, voici quelques exemples :

| Nombre de calories journalières | Ne pas dépasser la quantité de |
|---|---|
| 1200 calories par jour | 8 grammes de graisses saturées par jour |
| 1500 calories par jour | 10 grammes de graisses saturées par jour |
| 1800 calories par jour | 12 grammes de graisses saturées par jour |
| 2000 calories par jour | 13 grammes de graisses saturées par jour |
| 2500 calories par jour | 17 grammes de graisses saturées par jour |

Toutes les graisses ne sont pas mauvaises. Les gras mono-insaturés et poly-insaturés aident à abaisser le taux de cholestérol sanguin. Certaines sources de gras mono-insaturés et poly insaturés sont :

Le saumon et la truite

Les olives, le canola, l'arachide, le carthame et l'huile de sésame

Avocats

L'huile de maïs, de tournesol et de soja

Les noix et graines

Le beurre d'arachide

Le tofu

## Le sel et le sodium

Dès que possible, essayez de retrouver la saveur et le goût des aliments sans adjonction de sel.

Il y a bien une petite différence entre sel (alimentaire, chlorure de sodium NaCi) et sodium (Na), ce dernier et donc l'un des minéraux constituants du sel, qui se compose d'environ 40 % de sodium (Na) et de 60 % de chlorure (Cl).

En tout cas, il faut limiter l'apport journalier, il faut choisir et préparer des aliments plus faibles en teneur en sodium. Essayez d'utiliser, de manger les aliments et les assaisonnements sans sel ajouté à table ou pendant la cuisson.

Les étiquettes des aliments vous précisent ce que vous devez savoir sur le choix d'aliments à faible teneur en sodium. Ne pas consommer plus de 2,3 g de sodium par jour serait souhaitable.

Dans le cas d'hypertension, votre médecin vous aidera pour la bonne recommandation. Les fruits, les légumes, les grains entiers et d'autres aliments sont bons pour la santé du cœur et faibles en gras, en cholestérol, en sodium et en sel.

Toutefois, si vous n'êtes pas concerné dans la performance sportive et sur le plan de la déshydratation, si vous êtes en sujet à ne pas boire assez, une eau riche en sodium sera bénéfique pour créer une rétention volontaire (ou bien une pincée de sel dans 1.5l de volume d'eau, parfait pour éviter les crampes).

## Limiter l'alcool

(voir également chapitre sur les addictions)

Il y a maintes façons de se faire plaisir, et d'ailleurs, tout ce qui est bon et bénéfique peut devenir toxique !

Limitez le plus possible la consommation d'alcool. Trop d'alcool peut augmenter votre pression artérielle et les niveaux de triglycérides qui sont des gras dans le sang.

C'est vraiment la totale, puisque ce dernier contient du sucre, donc des calories supplémentaires, et il va accélérer le dépôt des lipides sur la paroi intestinale ce qui peut entraîner un gain de poids très rapidement.

Les hommes ne devraient pas boire plus de deux boissons alcoolisées par jour, les femmes pas plus d'un verre.

Pour information, une petite idée de ce que ces boissons représentent environ:
35 cl de bière (155 kcal)
15 cl de vin soit un verre (85 kcal)
4 cl d'alcool pour le whisky en exemple (100 kcal)

## *Contrôle du poids de forme*

Le maintien d'un poids idéal est important pour la santé globale et réduira votre risque de maladie coronarienne. Il faut viser un poids santé en suivant une hygiène alimentaire saine pour le cœur et en restant actif physiquement.

Connaître votre indice de masse corporelle (IMC) vous aide à déterminer si vous avez un poids de forme correcte par rapport à votre taille, il est une estimation de votre masse grasse totale.

Rappelons le calcul de l'IMC (indice de masse corporelle) :
Divisez votre poids par votre taille au carré.
Ex : je pèse 62kg et je me mesure 1.63m donc
$62/ (1.63^2) = 62/2.66 = 23.308$

- En dessous de 18,5 est un signe que vous avez un poids insuffisant.
- Entre 18,5 et 24,9 est dans la gamme saine.
- Entre 25 et 29,9 est considéré en surpoids.
- De 30 ou plus est considéré comme obèse (modérée à morbide).

Un objectif général à viser est un IMC inférieur à 25.

Toutefois attention, il faut considérer votre tempérament, si vous avez une forte ossature, cela joue, et si vous êtes sportif régulier d'une discipline de force, la densité musculaire sera au rendez-vous, cela faussera la donne.

La mesure du tour de taille aide à dépister les éventuels risques pour la santé. Si la majeure partie de votre graisse se trouve sur votre taille plutôt que sur vos hanches, vous courez un risque plus élevé de développer une maladie cardiaque et un diabète de type 2. Ce risque peut être élevé avec un tour de taille supérieur à 89 cm pour les femmes ou supérieur à 102 cm pour les hommes.

Si vous êtes en surpoids, essayez de perdre de 3% à 5% de votre poids actuel peut réduire vos triglycérides, votre glycémie et le risque de développer un diabète de type 2. Une plus grande perte pondérale peut améliorer la lecture de la tension artérielle, et abaisser le cholestérol LDL (low density level ou mauvais cholestérol) et augmenter le cholestérol HDL (high dentisty level ou bon cholestérol).

**Comportement et solutions pour les profils**

Existe-t-il une diète universelle qui conviendra à tous, la réponse est : « oui…probablement », mais ce « probablement », met toute la pagaille, et celle-ci tient du fait que nous sommes tous uniques.

Eh oui, il va encore remettre ça avec la personnalisation ! Que voulez-vous, je veux votre bien et que vous réussissiez votre objectif réalisable dans un premier temps.

La première action n'est pas dans l'action physique, mais dans le mental et la clarté de vos motivations. Nul n'a d'égal votre sincérité envers vous-même, il faut être logique et comprendre pourquoi par exemple vous êtes en surpoids. Je vous le dis, dans 90% des cas, c'est le COMPORTEMENT !

Une fois que vous avez accepté, passons à la suite.

Il faut comprendre qu'une conduite et un nouveau comportement alimentaire, n'aura pas du tout les mêmes effets à 20 ans, à 40, à 60 et plus, vous ne serez plus la même personne sur le plan anabolisme et catabolisme.

Si vous êtes un homme qui déclare un diabète type 2 à 35 ans, ou bien une femme en pré-ménopause, ledit régime universel ou autre, devra être repensé avec un professionnel.

Êtes-vous dans une période de vie difficile ? Un cap à passer ? Avez-vous du stress en général ? Saviez-vous que le stress peut vous faire faire de la rétention et vous freiner dans vos objectifs ?

Donc, ne jamais faire de régime ou diète stricte dans un tel moment, il faut que vous soyez au calme, voire bien entouré, seul votre médecin peut vous donner l'autorisation !

Le mot « Régime » en soi, est excessif et représente de la souffrance, un suivi médical, donc il s'adresse aux professionnels. Par contre, parler en hygiène alimentaire, pour certain(e) s, sera un régime tellement il y a de choses à reprendre.

Donc, vous allez continuer à manger, à apprécier, à vivre, à réduire la quantité, et à reprogrammer votre cerveau !

Nous mangeons trop, nous sommes formatés par la société moderne, et notre cerveau, notre esprit, notre conscience, sait se faire peur et créer un manque, là où il n'existe pas !

## *La femme ménopausée*

S'il y a un moment dans la vie d'une femme où elle a la frustration sur les problèmes de poids fluctuant, c'est bien avant, pendant et après la ménopause.

Certaines chanceuses traversent la période sans trop de troubles, mais beaucoup sont confrontées à toutes sortes de perturbations physiologiques et émotionnelles et il n'y a pas deux sujets qui se ressemblent.

C'est un réel changement de vie, il faut l'affronter avec les hormones qui changent le comportement, et le régime alimentaire.

Il faut arriver à convaincre le corps que tout va bien, alors qu'il préfère stocker la graisse pour faire face aux ravages hormonaux (sautes d'humeur invasives et prévention du gain de poids).

### Le bon comportement

Mangez plus de graisses. La perturbation hormonale commence à se produire dans les années de la ménopause, pour garder les bonnes hormones.

Faites du poisson gras une habitude alimentaire (saumon, macros, sardines) régulière, grignoter des graines ou ajouter leurs huiles et beurres à vos repas et collations et envisager de compléter avec des acides gras omégas 3.

Allez-y doucement sur les graines. Oui, elles sont non raffinées et offrent des fibres, des vitamines et des minéraux, ils sont toujours une source riche en sucre lorsqu'ils sont dégradés après la digestion. Vous n'avez pas besoin de beaucoup d'entre eux dans une journée sauf si vous faites beaucoup d'exercice.

Les femmes ménopausées peuvent prendre des céréales non raffinées comme les pâtes et le riz, car elles sont une source riche de sucre lorsqu'elles sont en panne et la plupart des gens n'en ont pas besoin, à moins de faire beaucoup d'exercice.

Incluez-les dans votre petit-déjeuner et/ou déjeuner, mais réduisez-les ou excluez-les le soir. Exception pour certains pains germés riches en vitamines, minéraux et fibres naturelles, ils sont également une bonne source de protéines qui aide à garder les pics d'insuline à distance.

Nourrissez votre thyroïde. Votre glande thyroïde peut devenir lente avant, pendant et après la ménopause et peut avoir besoin d'un peu d'acides gras pour rester en bonne santé.

L'iode est le meilleur ami de la thyroïde quand il s'agit d'encourager l'action des hormones thyroïdiennes, elles jouent un rôle important dans un métabolisme sain favorisant la perte de poids.

Les sushis et sashimis fournissent de bonnes sources, une cuillère à soupe de spiruline dans un smoothie fournit un coup de pouce et vous pouvez acheter des flocons de légumes de mer séchés qui sont une excellente alternative au sel de table pour ajouter aux repas et collations.

## *Secteurs tertiaires – Employés de bureau.*

Prendre du poids en restant assis de longues heures au bureau est chose facile.

La frappe au clavier et le déplacement de la souris ne pourront pas compenser ce manque de dépense énergétique, nous sommes faits avant tout pour être dans la mobilité et nous mouvoir, il ne tiendra qu'à vous de vous de compenser, et en toute conscience et volonté !

Vous le savez, je vous emmène vers l'équilibre, et à ce stade, la bonne alimentation ne fera pas la différence avec le manque d'exercice, vous compensez, c'est tout. Ce qui est important, c'est donc le contenu nutritionnel des repas et des collations plutôt que le nombre de calories.

Il va donc falloir faire avec votre métabolisme du moment, si vous faisiez du sport, votre métabolisme augmente et il vous permet de consommer plus de calories au repos pour faire tourner vos fonctions de base (métabolisme basal).

Donc, le problème est que l'appétit du sédentaire continue de croître (tout comme le sportif), mais cela est généré par le stress quotidien et l'adaptation de votre corps à cette inactivité, il se protège et s'il détermine que dans cet environnement il y a manque et stress (là où il n'y a pas..), alors il stockera quoi qu'il arrive depuis la nuit des temps.

Le sédentaire de bureau devra limiter les amidons comme le pain, les pâtes, le riz et d'autres céréales. Au lieu de cela, il mangera des légumes qui ont des traces d'hydrates de carbone une à deux fois par jour.

**Le bon comportement**

Les glucides doivent donc toujours figurer dans un repas, mais au bon moment de la journée, car ils peuvent perturber très rapidement la glycémie et entraîner une prise de poids rapide lorsque la sédentarité se prolonge de jour en jour. Vous compenserez votre manque « cérébral » par les légumes, oui vous avez bien lu, car c'est bien là en premier qu'est le manque.

Préférez les céréales et féculents le matin pour le bon départ, surtout votre cerveau qui est le plus gros consommateur de glycogène (éveil, concentration, motivation), puis la prise ne sera réduite voire nulle grâce aux légumes.

Il faut planifier à l'avance en fonction de l'intensité de votre journée, si vous préparez votre Tupperware, c'est mieux, vous êtes censé avoir au moins deux moments de calme d'au moins 15 à 20 minutes. Vous éviterez ainsi de craquer par des sucreries et le faible choix de la restauration rapide !

Pour éviter les fringales, manger un fruit ou deux sont bien meilleurs que des barres chocolatées (attention aussi à l'indice glycémique, le sucre est présent aussi, mais il est meilleur et non ajouté), je ne suis pas contre une barre hyper-protéinée, mais attention à sa teneur en sucres, hydrates, acides gras trans, un dosage entre 18 et 32% de protéines est intéressant.

Une collation légère à base de yogourt maigre avec quelques noix ou amandes (oméga 3) est tout à fait convenable.

## *Le sédentaire en société*

Votre attitude et le type d'alimentation varient selon que vous êtes en couple, avec les autres, cela vous influencera consciemment ou inconsciemment suivant vos ambitions et motivations sur la question. Il sera facile de lâcher prise pour mieux s'intégrer ou ne pas paraître tel un extraterrestre face à son prochain, cela pourrait même être une excuse.

Aussi, quand vous êtes seul, personne ne vous verra manger, et vous serez libre de ne pas paraître chez vous, en bien comme en mal (bon et mauvais comportement). Après une dure journée, il est légitime de se poser, pas de cuisine à faire, des envies de salé sucré, une pizza bière, ça fait du bien, et c'est vrai.

Il faut apprécier, mais répéter, vous connaissez déjà la résultante à court et long terme sur votre taille et votre poids, surtout que votre corps veut garder, et pour qu'il lâche prise, mieux vaut que votre cerveau soit prêt et patient, dans le cas contraire… bon courage !

Seule votre programmation mentale fera la différence, par exemple, convainquez-vous que de se préparer sa nourriture est un moment de liberté, de calme, et un investissement avec un impact à long terme pour votre santé et votre poids de forme. Si vous êtes organisé, alors vous verrez que votre préparation culinaire simple ou améliorée ne prendra pas plus de 10 à 20 min avec de la pratique.

**Le bon comportement**

Vous pouvez envisager deux repas par jour, nombre de célibataires, hommes et femmes trouvent l'habitude d'avoir deux très bons repas par jour en se laissant environ de cinq à six heures entre chaque coupure.

Commencez à vous habituer à un petit déjeuner copieux riche en protéines et en bons gras (jambon et œufs ou salade de fruits frais et graines, un smoothie aux légumes nourrissant) fournis beaucoup d'énergie pour passer la matinée.

Un déjeuner approprié, comme un bol de soupe copieux et une salade mélangée avec beaucoup de protéines, empêche la faim pendant des heures et empêche le grignotage.

Au souper, vous prendrez le temps de vous asseoir, de sortir les couverts et de savourer chaque bouchée. Le repas sera léger, sans stress, précipitation, vous chercherez la satiété par la lenteur et non pas l'engloutissement par la quantité. Vous irez au lit en vous sentant léger, pas de poids sur l'estomac pour préparer votre récupération qu'est le sommeil.

Manger peu et souvent est une bonne méthode. Il se peut que des micros repas ressemblant à des collations vous conviennent mieux, alors faites-le, mais attention, chaque prise de repas sera équilibrée, assurez-vous que chacun est léger sur les céréales et riche en protéines, en graisses et en légumes ou en fruits.

Une petite assiette de houmous et une sélection de bâtonnets de légumes crus, ou une omelette de 2 œufs avec des légumes vapeur feront l'affaire.

Si vraiment vous n'avez pas le temps, optez alors pour sélection de plats tout prêts à faible conservation, ils sont souvent moins chers, de bonne qualité et ont été préparés avec soin, ils sont légers ou dépourvus de conservateurs. Et rappelez-vous, plus la liste d'ingrédients est courte, plus le produit est naturel et meilleur pour le risque d'embonpoint.

## *Les pratiquants du fitness*

Tenez-le pour dit, les aficionados du fitness sont autant frustrés que le sédentaire, il leur est délicat d'accéder concrètement aux résultats désirés sur le poids souhaité, le taux adipeux, la densité musculaire par exemple.

Bien souvent, ils arrivent à l'objectif, mais sans pour autant pouvoir maintenir le résultat dans le long terme. Cela peut être dû très souvent à une charge de travail très importante avec une alimentation hypo-glucidique, qui provoque un stress important avec des carences en vitamines et minéraux. C'est pourquoi, le corps a pour bonne habitude de se rappeler des périodes de famine, il préférera alors faire un rebond par rétention à des fins de réserves.

En outre, un sujet qui ne trouve pas l'adéquation entre le bon entraînement et la bonne alimentation aura un rapport travail/temps/résultats délicat. Donc, accepter à un instant « T », de reprendre ses référentiels, comprendre et tester ce qui vous convient le mieux, vous permettra à moyen et long terme d'avoir des résultats stables.

Nous comprenons mieux pourquoi certains régimes peuvent nous être néfastes et aller à l'encontre du but initial.

Vous serez aussi en présence d'éléments parasites qui vous freineront, tels que les produits axés sur le sport comme les boissons énergisantes contenant bien trop de sucres.

Et, des activités comme le marathon, ou bien le triathlon, l'athlétisme et le fitness en salle n'auront pas du tout la même approche de l'alimentation. Il faudra s'adapter aux filières énergétiques de la discipline (aérobie, anaérobie avec $O^2$ et sans $O^2$), mais aussi à son propre métabolisme et comment il réagit, d'où l'intérêt de passer pendant un temps donner avec un coach de la discipline voire en plus un diététicien en nutrition sportive.

La gestion de l'équilibre des macro-nutriments (glucides, protéines et lipides) et le réglage adéquat, de la quantité des portions pour le programme sportif, sont le secret pour développer et maintenir les muscles et encourager la perte de graisse.

Enfin, il faudra assimiler que faire du sport, c'est perdre de la mauvaise graisse, prendre du muscle, d'où la perte de poids et la prise de poids par la masse maigre, mais vous continuerez à mincir. Abandonnez à un stade donner votre balance, prenez un de vos vêtements comme référence, et observez le résultat (ex. je fais 3 kg de plus avec deux tailles en moins !).

**Le bon comportement**

Méfiez-vous des produits axés sur l'effort d'apport glucidique et autres barres protéinées, et les boissons énergétiques. Elles ne sont pas toujours ce qu'elles semblent être, beaucoup fournissent simplement un surplus de glucides dans la circulation sanguine et peuvent encourager le stockage des graisses plutôt que la combustion des graisses.

Vous pourrez prendre une collation pour avant ou après l'effort qui vous aidera à répondre à vos besoins énergétiques, essayez de vous rapprocher de la vraie nourriture et des boissons sans fioritures pour limiter votre consommation de sucres ajoutés.

Les protéines en poudre sont désuètes pour les amateurs de fitness. Manger des protéines comme de la viande blanche, des œufs ou du poisson à chaque repas pour répondre aux besoins. Je conviens que si le nombre d'heures de pratique augmente ainsi que votre niveau, l'alimentation avec son processus de dégradation (digestion complète), ne suffira plus. Donc, soyez méticuleux et précis dans l'analyse de vos supplémentations (voir chapitre dédié).

Il faudra mettre l'accent sur les bons gras. Les lipides fournissent la plus grande réserve d'énergie dans le corps, elle est lentement digérée dans l'estomac, elle prolonge la durée pendant laquelle cette énergie peut être utilisée.

Nous l'avons déjà évoqué, des aliments riches en acides gras essentiels ou oméga-3 sont nécessaires, des études poussées ont démontré que ces gras augmentent l'endurance et favorisent la combustion des graisses stockées pour l'énergie.

Vous pouvez envisager un supplément pour répondre aux besoins, le C.L.A (acide linoléique conjugué), favorise ladite combustion des lipides, le maintien du muscle, et le contrôle du poids.

La prise de protéine est importante pour construire et réparer les muscles, le souci est la quantité, essayer de ne pas dépasser 25 g par repas ou collation, pas plus, car le corps n'est pas capable de gérer au-delà de 28g, la différence passera aux toilettes, dommage !

Pour la quantité à la journée, comptez sans dépasser 2g par kg de poids de corps (je pèse 50 kg, il me faudra 100 g de protéines), oui, mais.... N'oubliez pas de diviser pour arriver à une quantité digérable par le corps pour chaque repas (ici, pour notre exemple de 100g/jour, 4 repas ou prises de 25g seront parfaits !). Il faudra boire beaucoup d'eau pour le filtrage des reins (2,5l / jour ou plus selon votre journée avec le sport en plus).

Il est indéniable que le côté pratique est présent, et mieux vaut prendre une barre protéinée que de ne pas récupérer ou manger. En dehors de la planète bodybuilding, et de tout objectif visant à développer la masse musculaire au-delà de la norme, l'alimentation naturelle fera son travail.

## *Les Femmes – Périodes post-partum (postnatal)*

L'allaitement interpelle quand il s'agit de perdre du poids après la grossesse, mais il peut vous rendre rapidement affamé, donc vous devez manger plus auquel cas, cela sera plus compliqué pour le retour à un poids de forme.

Aussi, le choix de ne pas allaiter signifie que vous aurez un meilleur contrôle sur votre alimentation, cependant le manque de sommeil sera inévitable, et malheureusement si les heures de sommeil manquent, c'est la nutrition qui vous permettra de tenir.

Que vous allaitez au sein ou au biberon, il faudra veiller à ce que chaque repas soit suffisamment énergétique pour pouvoir tenir. C'est important, suivant votre stress naturel, votre humeur, votre fatigue, si votre détermination à perdre du poids est grande, il se peut que vous viviez une grande frustration.

Mangez des amandes, noix, noisettes, comme collation vous aidera à tenir avec un apport calorique non négligeable (attention tout de même, les petits à-côtés ne doivent pas être un refuge).

**Le bon comportement**

La grossesse et l'accouchement impliquent beaucoup de changements hormonaux. Si vous allaitez, le bouleversement hormonal continuera avec une production élevée de cortisol (hormone stéroïdienne du stress).

La fatigue peut-être difficile à gérer à la suite de l'accouchement. Le stress émotionnel causé par les exigences du nouveau-né, mais aussi l'approche physiologique causée par le manque de sommeil et la fatigue mentale.

Si le corps subit un stress, cela provoque une augmentation de la production de cortisol qui peut rendre la perte de poids post-partum difficile à atteindre.

Le magnésium calme le système nerveux et modère l'action de libération excessive de cortisol. Les graines, les haricots verts sont riches en magnésium. Vous pourrez prendre un bain riche en sels minéraux qui vous donnera la bonne teneur en magnésium, il sera absorbé par la peau.

La carence en acides gras oméga-3 est fréquente, il faudra manger des lipides pour perdre vos graisses, cela vous donnera un effet coupe-faim naturel et ils stimuleront l'action des enzymes de combustion des graisses.

N'oublions pas bébé et le développement de son cerveau, si vous allaitez, maintenez vos oméga-3 en mangeant beaucoup de poisson gras et graines.

Prenez le temps de sélectionner des aliments sains pour vous et le nourrisson, vous bénéficierez de l'avantage de pouvoir grignoter si le besoin se fait ressentir ! (Fruits et légumes frais, des salades de haricots et de lentilles, du poisson en conserve, des portions de fromage et de petites tablettes de chocolat noir peuvent satisfaire les fringales).

Attention à la glycémie, elle doit rester stable.

## *Les cadres sous pression*

Les horaires changeants, les longues heures au travail, les voyages, les habitudes alimentaires destructrices et le manque de sommeil créent du stress dans le corps. Au fil du temps et s'il devient permanent, cela entraîne non seulement un risque accru d'une mauvaise santé, mais aussi le stockage des graisses.

Du fait de l'engagement volontaire du cadre dirigeant, il est pris dans un engrenage qui laisse peu de marge de manœuvre pour réduire le stress. Comment doit-on manger pour limiter le stress, pour faire croire au corps qu'il n'est pas stressé ?

Tout exécutif stressé devrait éviter de manger des pains faits maison dans les restaurants. Il est impératif de choisir des plats grillés, le moins de sauce possible, et se réserver un break constructif de 25 minutes au moins, ainsi l'aspect recharge saine permettra d'être plus productif.

### Le bon comportement

Si vous devez bouger, ayez toujours un sandwich, protéines, des bonnes graisses (noix, noisettes) afin d'éviter les hormones du stress produites par la fatigue, et l'ajout de sucreries et grignotages en tout genre.

Les bons aliments tels que l'houmous, le fromage cottage, les omelettes avec petits fagots de légumes, des tranches de fruits frais avec noix et graines, biscottes de seigle avec des pâtes de poisson, smoothies aux fruits et légumes sans sucre ajouté, un yaourt naturel garni de fruits rouges.

Passez-vous du pain chaud sorti du four (excellent au goût, mais pâte peu cuite, aïe). On a tendance à croire que c'est le beurre qui fait grimper les kilos, mais non – c'est le pain qui libère rapidement des sucres dans la circulation sanguine et vous incite à manger plus pendant le reste du repas.

Abstenez-vous de manger tard. La journée est longue quand vous voyagez, il est tentant de prendre un hamburger-frites en room service, de finir quelques courriels ou de regarder un peu de TV et puis la tête au lit. Donc arrêtez-vous le plus tôt possible pour avoir une digestion d'au moins 4 h avant le sommeil.

## *Les employés décalés – les 3 huit et métiers de nuits*

Les mammifères que nous sommes sont faits pour vivre le jour, et récupérer en dormant la nuit, les travailleurs de quart sont susceptibles d'en souffrir tôt ou tard, mais le corps peut s'adapter.

Beaucoup d'entre nous travaillent en dehors des classiques 9h par jour sur 5 jours, certains travaillent de nuit (service de 19h00 à 7h00), ou bien les fameux trois 8 (corps médical de garde entre autres). Ces heures de travail irrégulières entraînent un gain de poids au fil du temps, les statistiques sont assurément déprimantes, mais on peut encore compenser avec de la rigueur.

Notre rythme circadien est prédéfini, alors quand nous dérangeons ce rythme, nous sommes susceptibles d'en souffrir, mais le corps peut s'adapter et nous ferons en conséquence.

Il est alors impératif de manger des aliments qui favorisent un sommeil ininterrompu.

Les employés par quarts devraient manger des aliments riches en tryptophanes (acide aminé essentiel) tels le fromage de cottage, les noix de cajous, soja, pour stimuler l'hormone sérotonine favorisant le calme et le sommeil.

Si vous prenez de la rigueur, et vous en avez besoin pour encaisser, alors le résultat se fera nettement ressentir.

**Le bon comportement**

Il faut manger pour dormir. Ce que vous mangez pendant les trois ou quatre heures qui précèdent votre sommeil aura une incidence sur la qualité de celui-ci, même si vous devez dormir de jour.

La persistance d'un manque de sommeil (voir chapitre relatif) ou la perturbation de celui-ci sont l'une des raisons les plus souvent évoquées dans la prise de poids. Votre repas ou collation avant le sommeil devrait être riche en aliments protéinés qui offrent de bons niveaux de tryptophane.

La dinde, le poisson, le poulet, la levure de bière, les amandes, les noix, le fromage et les œufs sont de bonnes sources et aident le cerveau à traiter correctement le tryptophane, en ajoutant un peu d'amidon comme du riz brun, des lentilles ou des haricots. (Bannissez tous les sodas avec ajouts de sucres).

Un smoothie naturel aux fruits et légumes offre des nutriments excellents pour l'attention et l'éveil pendant le service, un petit café sans sucre sera le bienvenu !

Aviez-vous pensé à la soupe, c'est un plat très intéressant, riche en vitamines et minéraux, le processus de digestion peut varier suivant la préparation et selon votre métabolisme, en tout cas, pour beaucoup, elle a un effet coupe-faim.

C'est facile à préparer, facile à réfrigérer et facile à transporter au travail du fait de son faible encombrement.

## *Les Adolescents*

Quelle belle période de vie, ou tout est possible, c'est bien pour cela que dans cette période de croissance, qu'il sera temps de contrôler le « bon départ de vie ».

L'âge de l'observation, de l'analyse, des autres, des comparaisons, de la contestation, et de l'affirmation.

Cela peut être vraiment délicat pour un jeune en surpoids qui est confronté à une « normalité » dans son entourage. Le regard des autres, les comparaisons, les remarques désobligeantes, le patrimoine génétique, sont autant de facteurs mettant ce jeune en grande difficulté. Nombreux seront les affects d'ordres émotionnels, affectifs et psychologiques.

La problématique est de taille, la croissance n'étant pas finie, un régime hypocalorique est dangereux pour la construction du cerveau et du squelette, quant au métabolisme, il sera freiné. Puis, nourrir ce corps avec de la « malbouffe » riche en sels et sucres ajoutés va enrichir l'embonpoint et le stockage des lipides de façon drastique.

Il n'est jamais trop tard, surtout pour son avenir et la prévention des risques de maladies (cardiovasculaires, diabètes, maladies respiratoires, discopathie...)

### Le bon comportement

Pas de régime dissociatif, ou hypocalorique sans suivi du médecin spécialisé ! Vous risquez à moyen terme d'avoir l'effet inverse par la préservation du corps, il faut le tromper, le corps doit être convaincu qu'il ne sera pas en manque pour qu'il se libère des kilos !

Un adolescent peut se nourrir avec des protéines, des lipides, et des légumes à chaque repas. Les muscles ne demandent que cela, les vitamines et les minéraux qu'ils produisent stimulent l'action des enzymes.

Attention à votre cerveau. Il est composé à 60% de graisses saturées, mais environ un tiers est poly-insaturé, ces deux types de graisses sont essentiels pour la santé et l'intégrité de la myéline (enveloppe isolante entourant le noyau des fibres nerveuses) et facilite la transmission de l'influx nerveux.

Donc un régime qui est porté sur les graisses prive le cerveau des matières premières dont il a besoin pour animer la connexion entre les cellules du cerveau. Il faut manger des graisses, de la viande et des produits laitiers pour le nourrir.

La qualité des aliments et de leurs provenances donnera à l'ado son ticket pour une santé préservée, de fer pour le reste de sa vie, du moins ce bon départ fera qu'il sera avantagé par rapport à d'autres.

Si possible, tous les produits de la ferme, les bons gras ne feront pas grossir! Ce sont les graisses traitées par procédés thermiques et chimiques, les sucres ajoutés dans de nombreux aliments transformés et conditionnés sous vide qui font grossir, et rendent malade.

## *La vie en couple*

Ha, la vie de couple ! Quel bonheur d'être avec l'élu(e), la personne qui vous accepte pour qui vous êtes, sans intérêt, juste vous et l'avenir !

Vous serez plus détendu dans la plupart des cas, et c'est là que vous vous relâchez... Si vous êtes heureux, bien souvent, vous grossirez (regardez dans votre entourage, avec du recul).

Voyons, cinq années de vie conjugale ont passé, avez-vous pris de l'embonpoint ? Fermez-vous les yeux sur le tour de taille ? Peut-être oui, ou non, l'un et l'autre ou seulement un des deux...

La cuisine que vous appréciez tous les deux représente votre vie, mais ce qui fonctionne pour lui ne fonctionne pas toujours pour elle et vice versa.

Les disparités entre l'homme et la femme sur le plan génétique, les besoins énergétiques, la façon dont chacun brûle ses calories, la tonicité de l'homme, le stockage sous-ombilical des lipides chez la femme (à des fins de protections et de procréation), et en plus les différences de tailles, feront visuellement toute la différence.

### Le bon comportement

Il faut parler. Discutez de vos problèmes de poids, dressez une liste des aliments et des plats que vous aimez tous les deux.

Cuisinez régulièrement, concentrez-vous sur les portions (assiettes plus petites pour les deux) et revisitez le gros moment des courses. Le plus délicat, sera de définir une hygiène alimentaire et de contrôle du poids compatible aux consorts !

Limitez l'alcool pour éviter un gain de poids. Pas de sodas, de bières, de boissons énergisantes et gazeuses. Optez plutôt pour du vin rouge riche en tanins, du vin blanc sec, du champagne.

Retirez les boissons apéritives douces, crémeuse ou fluorescente, optez plutôt pour ce qui est sec tel un martini (attention aux cacahuètes, c'est environ 780 kcal pour une poignée, hum !)

Donc ça va vite, exemple : un double baby en whisky avec petits bretzels et cacahuètes, et hop, vous dépassez les 1000 kcal (et après il faut manger, vous comprendrez en période de fêtes pourquoi l'on parle de crise intestinale et de foie avec repas dépassant 6000 kcal en une fois..)

Et le fameux « petit déjeuner », qu'en est-il ? Limitez les céréales, les toasts ou les croissants et alternez par du jambon et des œufs, des omelettes ou du yaourt à la grecque avec des fruits.

Il faudra donc éviter un pic de glycémie dans la matinée, le sucre appelle la faim et un risque d'hypoglycémie réactive.

# Le sportif – Perte de poids et masse maigre

L'alimentation, votre comportement rattaché au bon sens seront vos partenaires indissociables et indispensables d'un bon entraînement. La diététique sportive est la clef de réussite.

Il y aura donc une progression pendant toute la période d'entraînement.

Comme toujours, la personnalisation sera appliquée, en fonction du tempérament, de la fatigue, de la motivation et des périodes de repos.

Les 4 principales rations

La Ration d'entraînement : riche en vitamines, oligo-éléments, et hydratation appropriée.

La Ration de compétition : éviter la contre-performance, minimiser le risque de fatigue

La Ration d'attente : lutte contre l'hypoglycémie

La Ration de récupération : elle est adaptée à l'environnement de la spécialisation sportive

## *La Ration d'entraînement*

Elle s'établit pendant les mois de préparation à la compétition, elle est sensiblement identique que la ration de récupération.

L'apport en sucre rapide ne dépassera jamais 10% de l'apport énergétique !

Il faudra toujours respecter l'adéquation : Athlète – Milieu – Matériel

Elle doit comporter 2800 à 5000 calories selon les objectifs et l'individu :

- 15% de protides
- 30% de lipides

- 55% de glucides

La protéine animale, contenant des acides aminés indispensables, ne doit pas être retirée au profit des protéines végétales.

Les lipides végétaux servent plus que les lipides animaux, les acides gras insaturés interviennent pendant l'effort, ils ont un rôle non négligeable dans l'apport nutritif du muscle.

Les glucides sont le carburant essentiel du muscle, il est fortement déconseillé de consommer du sucre en quantité la veille ou le jour de la compétition (sauf cas spécifiques liés à l'activité visant un rebond énergétique).

Toutefois, des sucres comme le glucose ou le fructose, sont vite absorbés et peuvent être consommés, pour un effort de longue durée.

L'apport hydrique use environ un litre d'eau pour 1000 calories de ration. Prévoyez environ 1,5l dans la journée avec diverses boissons, le reste sera fourni par la nourriture (ici, uniquement pour compenser la digestion).

L'alimentation donne l'apport nécessaire de vitamines : légumes verts, fruits, beurre (fer et calcium).

## *La Ration de compétition*

Pour compenser le stress de la compétition, la ration appropriée le jour de l'événement permet d'apporter les éléments anti fatigues et de détoxifier le métabolisme. La règle des 3 heures est obligatoire, donc jamais de repas juste avant l'évènement (quantité de sang importante pour la digestion au détriment des muscles).

En outre, pas de sucres rapides pouvant occasionner un risque d'hypoglycémie réactionnelle, préférez les sucres semi-lents avec apports protéiques.

On dénombre trois grandes activités :

- Celles qui ne nécessitent pas d'alimentation pendant la compétition (de courte durée).

- Celles qui tolèrent une alimentation pendant la compétition (sports d'équipe).
- Celles qui nécessitent une alimentation pendant la compétition (cyclisme, alpinisme, ski de fond...).

## *La Ration d'attente*

Pour lutter contre l'hypoglycémie pré-compétitive, on peut boire une composition d'eau additionnée de jus de fruit et de miel ou de glucose.

À mi-temps

Boissons chaudes ou à température ambiante selon la saison ; thé léger avec miel, ou moitié eau, moitié jus de fruit avec miel ou glucose ; ajouter du sel et une cuillère à café de sirop de potassium, ou abricots secs (riches en potassium).

## *Ration de récupération*

Elle est souvent négligée dans les sports collectifs :

- De suite après l'effort: eau gazeuse
- 30 à 40 minutes après : eau ou 450 ml de Whey protéine (protéine de petit-lait à l'eau ou lait écrémé)
- Souper: potages, légumes cuits, salade de blanc d'œufs, fruits, abricots secs, de l'eau (protides en quantité modérés).

Exemple d'aliments conseillés

- le petit déjeuner (efforts longue durée)
- Manifestation en matinée
- Thé ou café
- Un bol de farine de céréales
- Viande froide ou jambon ou omelette
- Deux fruits maximum
- Pains suédois complets avec beurre (oméga 3)

- Manifestation après-midi
- Petit déjeuner léger (quantité moitié précédemment)

<u>Le déjeuner</u>

Il est clôturé 3 heures avant l'heure fixée de la compétition.

- Salades et crudités, avec huile d'olive et citron (meilleure digestion avec les sucs gastriques)
- Viande grillée ou rôtie avec légumes verts ou pommes de terre ou tous féculents complets
- Fromage ou yogourt
- Un fruit
- Biscotte ou pain grillé
- Eau plate

Règles de conduite à tenir et récapitulatif

<u>Nutrition avant l'effort compétitif :</u>

<u>Ne pas :</u>

- prendre de suppléments (complexes vitaminés) ;
- absorber d'aliments juste avant l'effort ;
- succomber à une frénésie d'aliments ;
- consommer de la viande en quantité (toxique).

<u>Nutrition pendant l'effort compétitif :</u>

<u>Ne pas :</u>

- se retenir de s'alimenter régulièrement pendant l'effort ;
- prendre de la caféine et du potassium avant l'effort (hausse de la fréquence cardiaque, tachycardie) ;
- couper l'hydratation, mais on peut boire par petite gorgée régulière ;
- boire des boissons alcoolisées et trop gazeuses.

Le bon sens :

Si la faim apparaît et d'autres troubles de la digestion se font ressentir, cela peut être compensé avec une alimentation équilibrée sur les trois périodes.

Si la sensation de soif apparaît, c'est qu'il y a déficit hydrique, il est alors déjà trop tard.

Il faut boire par petites quantités au long de l'effort, et immédiatement dès le début de l'effort.

# Hydratation et supplémentations

## Hydratation

J'aime assez cette comparaison en termes de contenance, notre planète, la terre, est constituée d'environ 71% d'eau. C'est grâce à elle que nous existons, il y a plus de 3 milliards d'années, elle a joué le rôle de conducteur entre les différentes molécules, acides aminés issus des origines cométaires (météorites et autres objets tombés sur la belle planète qui deviendra bleue).

La vie est donc apparue de l'eau, les premières cellules primitives étaient unicellulaires, puis ont évolué vers des organismes plus complexes (pluricellulaires et spécialisés), les algues, tritons, amphibiens...

Plus tard, il y a environ 400 millions d'années, apparurent les premiers organismes à aller sur terre. L'eau est donc devenue le constituant principal de toute matière vivante (végétal et animal).

Les plantes et végétaux sont essentiellement constitués d'eau, vous trouverez 78% d'eau dans le blé, 85% pour les carottes, la pastèque et le melon en ont 95%.

Pour les animaux, cela variera également, le poisson en possède 80%, une méduse 95%, les oiseaux de l'ordre de 65%.

Enfin, l'homme, est constitué de 61% d'eau, nos poumons en contiennent près de 85%, le cerveau 70%, nous devons remplacer celle-ci au quotidien par l'alimentation qui en possède et le fameux apport hydrique.

On peut survivre des semaines sans manger, mais sans eau, on meurt en quelques jours. Elle est essentielle dans notre alimentation, elle participe autant à notre bien-être qu'à notre bonne santé.

Nous en éliminons de 2,5 à 3 litres par la respiration, la sueur et les urines. Elle est nécessaire au <u>transport des nutriments</u>

et à l'élimination des déchets, ainsi que la régulation de la température corporelle.

Chaque jour, il se forme de 300 à 400 ml d'eau métabolique dans l'organisme (oxydation des protides, lipides et glucides).

Les aliments fournissent environ 1 litre d'eau par jour, les boissons devront nous donner en plus 1,5 à 2 litres pour assurer l'équilibre hydrique.

**Les bénéfices d'une bonne hydratation**

L'eau aide à maximiser les performances physiques.

Il a été démontré que l'hydratation optimale prévient ce phénomène et peut même réduire le stress oxydatif qui survient pendant un exercice intense. Ce n'est pas surprenant quand vous considérez que le muscle contient environ 80% d'eau.

Donc, si vous vous exercez intensément et avez tendance à transpirer, il sera nécessaire de compenser cette perte.

- Accélération de la perte de poids

Il a été démontré par des études, que pour des sujets buvant que trop peu (moins de 1l/jour), le fait de boire 500 ml de plus permet d'augmenter son métabolisme de plus de 25% pour une durée de 1,3h (attention, ne pas boire en une fois, à répartir la journée). Pour une quantité de 2l journalière, cela va donc permettre d'augmenter votre dépense énergétique d'environ 95 calories.

En outre, l'eau permet un effet de satiété (coupe-faim naturel), en prenant votre eau 25 minutes avant vos repas (environ 500 ml). Le bol intestinal étant plus rempli, vous aurez par incidence moins d'appétit, des recherches ont démontré que cela fonctionnait très bien sur des personnes en diète (+ 40% de perte pondérale sur une période de 3 mois), l'eau fraîche ou froide est préférable pour que le corps dépense plus d'énergie au réchauffement de la température corporelle.

- Lutte contre la discopathie et les lombalgies

En effet, votre charpente osseuse constituée de 33 à 35 vertèbres peut souffrir du manque hydrique, les corps vertébraux en leur centre ont un nucléus (noyaux) qui a une fonction d'amortisseur. Puis, les disques intervertébraux ou anneaux fibreux (entre chaque vertèbre), sont constitués principalement de collagène, ils sont donc très sensibles à l'apport hydrique. Avec un manque d'eau, ils vont s'amincir, se réduire, se déshydrater et emmener le corps vertébral vers un risque accru de pathologies (distensions des ligaments, spondylolisthésis, tassement des disques, sciatalgie.).

Grâce à un bon apport hydrique, les disques vont se ré-épaissir, ré-espacer chaque corps vertébral, et vous vous en sentirez grandi au sens premier, puisque cela s'applique à l'ensemble de la charpente.

Donc lorsque vous buvez, surtout un grand verre d'eau en allant au lit, les disques se réhydratent la nuit, et vous grandirez !

- Amélioration de la fonction cognitive

Cela est très variable suivant les sujets, des études ont montré que l'eau peut soulager les maux de tête pour des personnes déshydratées.

De ce fait, l'hydratation a un effet majeur sur l'énergétique et la fonction cérébrale. Si vous ajoutez l'activité sport, l'aspect climatique (grand froid ou fortes chaleurs), vous pourriez perdre jusqu'à 4% de votre poids corporel (un individu de 60 kg peut perdre de 330g à 2.4kg).

Donc, un cerveau bien hydraté sera à même de monter son niveau de concentration de façon optimal !

- Prévenir des calculs rénaux

Un apport hydrique plus important augmente le volume d'urine passant par les reins.

Ainsi la concentration de minéraux sera plus diluée, ils seront moins susceptibles de cristalliser et de former des concentrations douloureuses de « cristaux » dans et par le système urinaire.

Les recherches faites sur la question, ne tendent pas à dire que c'est une certitude, mais sur la fonction rénale, il est souhaitable d'éliminer les déchets, donc, sauf avis contraire du médecin (pathologies particulières), buvez !

Les effets négatifs de la déshydratation

- Baisse de la performance physique

Une perte en eau de 2% du volume corporel peut considérablement affecter les performances physiques.

Ceci est particulièrement important lors d'un exercice intense ou lors de l'exposition de haute température extérieure. Il est à noter que l'exposition aux grands froids peut être pire, la sensation de déshydratation n'est pas du tout la même, on le sent beaucoup moins, ce qui nous incite à poursuivre l'effort là où nous devrions nous arrêter. Sans oublier l'accélération du risque d'hyperthermie.

Il est fréquent que des athlètes perdent de 6 à 10% de leur poids hydrique par la transpiration, ceci dû à notre système de refroidissement interne visant à réguler l'état modifié du corps.

La motivation va être affectée, la fatigue augmente et les exercices seront beaucoup plus difficiles, à la fois physiquement et mentalement.

- Anxiété et fatigue

Des études sur une population d'hommes jeunes ont montré que la perte hydrique de 1,60% était préjudiciable à la mémoire de travail et augmentait les sentiments d'anxiété et de fatigue.

D'autres études plus larges dirigées sur un éventail allant des enfants aux personnes âgées ont montré qu'une légère déshydratation peut altérer l'humeur, la mémoire et la performance cérébrale. Une légère déshydratation (perte de liquide jusqu'à 3%) peut altérer fortement les niveaux d'énergie et l'humeur, et conduire à des réductions importantes de la mémoire et des performances cérébrales.

Pour les personnes ayant eu des épisodes médicaux spécifiques tels que les troubles du comportement, dans le cas évoqué de pertes hydriques importantes, les effets négatifs seront accélérés et pourraient même troubler un traitement médicamenteux sous suivi médical.

- Risque de constipation

Le manque hydrique semble être un facteur de risque de constipation chez les jeunes et les personnes âgées. L'eau gazeuse montre des résultats particulièrement bénéfiques pour soulager un épisode de constipation.

**Supplémentations**

Les produits miracles n'existent pas, le miracle, c'est vous !

Oui, vous, par la symbiose de l'entraînement, de votre motivation, votre capacité à vous impliquer, votre alimentation, votre sommeil, votre récupération, votre talent personnel seront la meilleure réponse au succès.

Il faudra faire attention à ne pas confondre la supplémentation (ou compléments), avec le dopage. Les compléments sont là pour compenser les carences d'une alimentation appauvrie, ou bien d'un comportement sportif adéquat (sur-sollicitation, sur-entraînement), le but étant de retrouver un équilibre homéostatique du corps.

Le dopage, est le fait d'utiliser des produits interdits à la consommation, dans le cadre de la vie de tous les jours, ou de produits listés par le CIO (Comité International Olympique), les commissions de lutte contre le dopage, les fédérations (Agence Mondiale Anti-dopage, etc..). Cela peut-être des produits médicaux délivrés sous ordonnances (hormones de croissance, testostérones.) ou non. Ils sont alors détournés de leurs fonctions principales à des fins d'amélioration de la performance (cela englobe aussi les produits vétérinaires).

Il faut bien comprendre la problématique du sportif, et de tous temps. S'il prend des suppléments, ce n'est pas pour se doper bêtement, c'est avant tout pour récupérer, et pouvoir enchaîner les entraînements, les encaisser, et performer.

La deuxième problématique est d'ordre médiatique et commercial, les sociétés vantent les mérites et l'efficacité de leurs produits en rapport de recherches faites en laboratoires ou autre, cela est souvent très discutable.

Donc, si vous êtes bien suivi et conseillé (préparateurs physiques, médecins, nutritionnistes), vous pourrez optimiser vos entraînements et votre récupération.

Vous porterez une grande attention à l'alimentation d'une part et aux bénéfices envisageables des compléments alimentaires.

En fonction de votre profil, de votre sport, de ses caractéristiques énergétiques, physiologiques, et à quel niveau de « force » il se situe, il faudra cibler des compléments appropriés sans vous toxifier.

**Objectifs des compléments**

On en vient maintenant au cœur du sujet : ce que peuvent concrètement vous apporter les suppléments alimentaires. Ils ont plusieurs objectifs :

- Améliorer votre performance dans l'activité ;
- Rééquilibrer vos carences (vitamines, minéraux, oligo-éléments, glycémie, l'alimentation).

Ils servent à combler les déficits alimentaires.

Quand votre charge de travail augmente, il est très fréquent que l'alimentation à elle seule ne puisse compenser le déficit, l'anabolisme et catabolisme de celle-ci prennent un temps considérable, et il devient délicat de faire uniquement avec (fréquences des repas, temps de digestion, transport et hygiène des aliments).

Et c'est à ce moment que les compléments prennent tout leur sens.

Ils pourront rentrer dans l'optimisation de facteurs liés à votre discipline ou période d'entraînements, qu'il s'agisse de force, d'endurance, d'explosivité, de masse musculaire.

**Les catégories de suppléments**

Il existe différents types de suppléments que je vais classifier en trois catégories pour les rendre simples et accessibles :

- les compléments de la récupération ;
- les compléments pour la performance ;
- les compléments pour la longévité (bien-être, anti vieillissement, beauté) ;
- les compléments de l'effort intense.

En fait, certaines supplémentations permettront d'agir aussi bien sur la performance que sur la récupération, tout dépendra de l'utilisation et à quel moment vous prenez le complément.

**Exemples de compléments pour la récupération**

- Les acides aminés branchés ou BCAA

On peut les trouver sous forme liquide à diluer ou non, et en gélules, le gros avantage est qu'ils se transportent facilement et passent vite dans le sang après ingestion.

Ils sont intéressants pour leur action anti-catabolique lors d'efforts musculaires intenses en filière anaérobie (sans $O^2$), tels que le 100 mètres haies, le sprint ou encore la musculation.

Vous pourrez les prendre après l'activité si vous visez la récupération, ou bien même avant votre sommeil pour la construction musculaire (sauf si votre dernier repas a été riche en apport protéique)

Dernières recherches sur les acides aminés

Ces dernières décennies, les chercheurs ont constaté que les acides aminés jouent plusieurs rôles dans le métabolisme. C'est pourquoi chercheurs, et athlètes s'intéressent aux effets de la supplémentation en acides aminés sur le métabolisme de l'exercice, la performance physique et les adaptations. Bien que des progrès significatifs aient été réalisés, il reste beaucoup à apprendre sur ces effets. Les chercheurs devraient également évaluer la sécurité à long terme de la supplémentation en acides aminés, ainsi que la valeur médicale potentielle dans le traitement de diverses maladies.

**Les protéines**

Généralement en poudre ou à boire, la catégorie dépendra de votre tempérament (type d'individu), de votre alimentation de base et de l'activité.

- Les Gainers

Ils sont dosés entre 55 et 70% de sucres lents à des fins énergétiques ou de prise de poids (ou pour ne pas en perdre), le reste en protéine et acides aminés.

Une note importante, toute protéine peut se prendre à l'eau, mais aussi avec du lait (plus onctueux), mais attention suivant le type de lait (écrémé, demi, entier), vous allez changer les propriétés de votre dosage, puisque le lait contient de la protéine, des lipides, des acides aminés, donc faire attention aux calories.

- La whey protéine

Appelez aussi, protéine de petit-lait, elle est reconnue comme une source de protéines de grande qualité et intégrant des BCAA, elle est très digeste et ne comprend que peu de sucres.

Dans le cas d'une alimentation pauvre en protides (viande, poisson, œufs), cette solution pourra être envisagée.

**La créatine**

Elle vous permettra d'augmenter la durée de l'effort, elle intervient au niveau cellulaire, elle est largement adoptée dans le milieu sportif, et ce n'est pas classé comme un produit dopant.

Vous aurez ainsi la possibilité d'augmenter l'intensité de l'effort, les sports de force sont intéressés par de courtes périodes pour favoriser la progression de la charge d'entraînement.

La créatine mono-hydrate est très répandue, en poudre et à diluer avec un jus de fruits, elle passe vite dans le sang. Une particularité est que si votre alimentation est trop riche en sodium, vous pourriez faire de la rétention hydrique.

Il existe plusieurs variantes telles que les solutions effervescentes et liquides, elles passent plus rapidement dans l'organisme en brûlant certaines étapes. En exemple, elles peuvent passer en créatine phosphate, le dosage sera différent suivant la marque, en outre, certains avantages comme moins de ballonnements ou d'acidité.

**Les compléments pour la longévité**

Ils conviennent autant au grand public, qu'aux sportifs aguerris, ils donneront à votre corps les nutriments essentiels.

On parle alors de complexes multi-vitaminés (a,c,d,e...) et oligo-éléments comprenant le besoin journalier en minéraux (zinc, fer, sélénium, chrome, etc.). Ils sont une bonne assurance des carences éventuelles de votre alimentation.

- Les Omégas 3

Ils sont très souvent absents de notre alimentation, les omégas 3 sont très importants pour leurs facultés anti-inflammatoires et pour la protection du système cardio-vasculaire.

Vous pourrez les trouver dans les poissons gras (saumon, maquereau, sardine), donc si vous ne mangez pas de poisson, suppléments omégas 3 obligatoires.

**Les compléments pour efforts intenses**

Pour répondre à un niveau d'effort élevé et maintenir celui-ci, il faudra prendre une supplémentation qui agira tout le long de l'exercice.

Le virtago et le dextrose sont intéressants par leur fort indice glycémique nécessaire pour le sport (*a contrario* les faibles indices pour les repas).

On peut les trouver sous forme de poudres, et barres énergétiques. Votre boisson de l'effort d'apport glucidique ou isotonique va permettre de performer sur une période assez longue (de 1 à plusieurs heures). Le principe est d'apporter de l'énergie au corps et de pouvoir l'utiliser immédiatement durant l'effort.

**Quelles supplémentations suivant votre activité ?**

Pour les sports d'endurance

Marathon et semi, triathlon, cyclisme, tennis

Compléments :

- Durant l'effort : Boisson isotonique, shoot dosette/gels/barresComplexes multivitaminés (Bion 3, A-Zinc) + Oméga 3

Sports de force et explosif

Haltérophilie, 400 m piste, 100 m nage, lancer de poids

Compléments

- Complexes multi-vitaminés (Bion 3, A-Zinc) + Oméga 3
- Construction et récupération musculaire : créatine mono-hydrate, whey protéine, BCAA

**Efficacité et études sur les supplémentations**

La plupart des études indiquent que l'apport en créatine peut être un moyen efficace et sûr d'améliorer la performance intermittente à haute intensité de l'exercice (avec adaptation de l'entraînement). Il ressort que la créatine semble avoir le plus grand potentiel sur la performance pour les athlètes ciblant un entraînement intense.

La supplémentation alimentaire en protéines au-delà de ce qui est nécessaire pour maintenir un équilibre azoté n'apporte pas de bénéfice ergogénique (augmentation de la performance) supplémentaire.

L'ingestion de glucides et de protéines avant l'exercice peut réduire le catabolisme (dégradation cellulaire), tandis que l'ingestion après l'exercice peut favoriser la re-synthèse du glycogène. La mesure par laquelle ces stratégies affectent les adaptations de l'entraînement est encore inconnue.

Certaines populations cliniques ont démontré que certains acides aminés (ex. : arginine, histidine, lysine, méthionine, ornithine, phénylalanine) peuvent stimuler la libération d'hormone de croissance, d'insuline et /ou de glucocorticoïdes (action sur métabolisme protidique et glucidique) et ainsi favoriser les processus anaboliques (assimilation). Toutefois, il existe peu de preuves que la supplémentation de ces acides aminés procure un avantage dans la performance pour les athlètes.

Il a été rapporté que la supplémentation en HMB (hydroxy méthyl butyrate), qui est un acide aminé produit par la Leucine, réduit le catabolisme et favorise de meilleurs gains de force et de masse sans graisse pour des personnes non entraînées et commençant l'entraînement.

# 9. Les addictions, être honnête avec soi

Nous avons tous des habitudes, des « tocs », manies, nous le remarquons autour de nous (travail, amis, couples), cela peut nous surprendre avec un regard extérieur. Ces petites manies du comportement peuvent se traduire par la répétition non négligeable de gestes, d'actions, de la prise de produits de petite et grande consommation, licites et illicites.

Il y a donc l'observation, la constatation par l'observation de ce qui peut vous choquer, ou bien (ou pire !), ne pas vous alarmer, car le phénomène est généralement banalisé socialement et très répandu.

Puis, beaucoup plus problématique, est la constatation qu'un grand nombre d'entre nous, n'ont pas conscience d'une pseudo dépendance ou addiction dans notre vie.

La difficulté sera accrue lorsque la problématique vous arrivera de pleine face ! Pour les plus « chanceux », il s'agira de sa propre attention à un ou plusieurs problèmes, avec le désir de se remettre en question. Plus délicat, sera la « révélation du problème », d'une éventuelle pathologie par son prochain, un tiers, proche ou non !

Pour ce dernier cas, on pourrait résumer l'idée en cette petite phrase : « J'allais très bien, avant que l'on me dise que cela ne va pas ! »

Nous nous entourons, nous vivons dans un monde rempli de dépendances où que vous soyez. Légion sont les accoutumances, les addictions courantes de la société moderne. Bien heureusement pour chaque type de dépendance, il y a un traitement qui peut vous aider à corriger le tir.

## Comprendre la subtilité entre addictions et dépendances

Les Addictions

Rien que pour ce terme, il peut y avoir une vision, un sens différent suivant les spécialistes et ouvrages.

En premier lieu, la définition courante de l'addiction est :

« Dépendance à une substance (drogue, alcool), mais aussi à un comportement ou à une situation (boulimie, jeu pathologique, achat pathologique, certaines conduites suicidaires, anorexies et conduites sexuelles, kleptomanie, etc.), ou encore à une relation affective (par rapport au conjoint notamment).

Nous comprenons par cette dernière qu'une addiction peut englober soit la prise d'un produit ou substance, ou tout simplement le comportement de l'individu avec et face à son environnement (situations, relations).

En second lieu, voici une définition des professionnels du secteur médical, dixit L'Institut nord-américain des drogues (NIDA) :

« L'addiction est une affection cérébrale chronique, récidivante, caractérisée par la recherche et l'usage compulsif de drogue, malgré la connaissance de ses conséquences nocives »

Ici, l'explication est carrément restrictive et claire. Il s'agit de la récidive d'épisodes chroniques touchant au mental, qui se traduit par l'utilisation de drogues quelles qu'elles soient, et en connaissance des effets secondaires. Donc, ici, le facteur comportemental (sans prise de drogues) est mis à l'écart !

**Mais alors, et pour le terme « Dépendance » ?**

C'est encore une fois très subtil, communément la dépendance se définit comme :

« Besoin compulsif ou désir de participer à une activité, ou bien d'utiliser un certain type de substance. Les dépendances sont très variées, et elles commencent souvent par des abus. ».

Nous pourrions dire que la « dépendance » s'assimile à la prémisse de l'addiction (voir 1re définition vue précédemment), tant par le fait de pratiquer une action répétée, que par la prise de produits.

Voici un petit essai très court à titre de comparatif et d'exemple, pour mieux comprendre les effets pervers de la dépendance.

Vous avez très certainement entendu parler du syndrome de Stockholm. Il est l'affection et la dépendance affective d'une victime pour son tortionnaire. Le bourreau aura veillé au long de la capture de sa victime, à ce que celle-ci ait régulièrement un rapport psychologique étroit et intime par des petits moments de liberté.

Ainsi la victime, pourrait minimiser les faits devant les autorités, voir le désir de revoir son tortionnaire.

Puis vous avez le réflexe de Pavlov sur un animal. Il correspond à un conditionnement du sujet, à avoir la même réponse systématique, par un stimulus précis. Par exemple, prenons un chien, faites en sorte qu'il ait faim, puis assimilez systématiquement un son avec l'apport de sa nourriture, et ce pour chaque repas espacé. Et, au bout d'un certain temps, l'animal viendra assurément dès lors qu'il entendra le son identique, qu'il y ait la nourriture, ou non, il est alors conditionné.

Pour finir, j'en viens à notre dépendance, celle-ci naissant d'abus répétés. Voici un exemple de début.

Vous êtes dans une période de fatigue liée au stress quotidien, puis nous ajoutons à cela une rupture amoureuse imprévue. Votre mal-être est à un stade sans équivoque, le soir, vous êtes chez vous et décidez de finir la bouteille de rhum (prévue initialement pour de rares occasions).

À ce moment, les endorphines vont faire effet, et vous vous sentirez mieux, tellement mieux pour compenser la souffrance.

La prochaine fois que vous ressentirez un événement traumatisant, vous serez attiré pour recommencer à boire de l'alcool et vous vous sentez encore mieux. Il ne faudra pas longtemps pour que ces abus se transforment en une dépendance intégrale.

Et, c'est bien là où je voulais en venir. Le syndrome de Stockholm est induit par l'unique dépendance à une personne, le réflexe de Pavlov est induit par un stimuli unique (le son). Les abus initiaux, puis la dépendance sera donc la réponse à de multiples stimulus, vous serez conditionné à utiliser un ou plusieurs subterfuges pour retrouver votre bien-être, et faire face aux agressions externes.

## La société moderne – Moteur de dépendance et addictions

La dépendance peut toucher n'importe qui, indépendamment de l'âge, du sexe, de la race et de la religion. Une action pourrait être envisagée pour toute personne en souffrance afin de rétablir sa santé émotionnelle et physique.

La dépendance peut impliquer tout et n'importe quoi, de l'adoration pour le risque, de médicaments sous prescription, au jeu, au sexe, au sport.

L'utilisation de substances telles que l'alcool ou des drogues pour passer la journée est monnaie courante. D'autres dépendances modernes émergent et reflètent les changements de notre mode de vie moderne, ainsi que l'importance croissante que nous y accordons.

Le paraître en société, montrer de la richesse, son reflet de soi, son image corporelle, poussent et banalisent les gens dans cette spirale infernale. La distribution numérique de l'information provenant des médias a contribué à créer maintes dépendances modernes par lesquelles grands nombres sont inconscients.

Il ne sera pas alors aisé de demander de l'aide si nous avons conscience de nos addictions. Les membres de la famille et amis peuvent nier la vérité dans un effort d'évitement, fuyant la confrontation. Plus tôt vous chercherez à vous faire aider, meilleure sera la sortie, il faudra absolument s'entourer des bonnes personnes, dans le dialogue, la discrétion, et la compréhension.

La première personne à alerter, c'est vous, soyez sincère avec vous, prenez-vous en main pour aller vers la bonne porte de sortie !

## Dépendances connues et moins connues

Voici ci-après une courte liste de dépendances connues et moins connues:

- **Le tabac**

Cesser de fumer peut réduire considérablement votre risque des pathologies cardiaques et pulmonaires. Il faudra consulter votre médecin et tout spécialise pour cesser l'accoutumance. Attention à votre entourage, nous parlons du fumeur indirect, cela peut être pire (pas de filtre).

Les risques accrus de crises cardiaques, le risque d'accidents vasculaires cérébraux (AVC) et de maladies pulmonaires, comme la maladie pulmonaire obstructive chronique et le cancer du poumon.

Si cela est trop dur pour vous, envisagez de vous joindre à un groupe de soutien. De nombreux hôpitaux, et groupes communautaires offrent des cours pour aider à bannir le tabac sous toutes ses formes.

- **L'alcool**

L'une des difficultés pour éliminer l'abus d'alcool est sa légalité. La consommation d'alcool est légale dans presque tous les pays du monde. Être un peu ou beaucoup ivre est acceptable ou même normal dans de nombreuses cultures.

Les signes et symptômes d'un problème d'abus d'alcool peuvent être négligés ou tolérer des connaissances, des collègues au travail jusqu'à ce que les dommages deviennent évidents. Pour les membres de la famille et les amis proches, les dommages sont vraisemblablement apparents beaucoup plus tôt.

La dépendance à l'alcool (alcoolisme) est une dépendance physique ou mentale à celle-ci. La dépendance à l'alcool peut entraîner des problèmes de santé et des problèmes sociaux, ainsi que la difficulté à assumer ses propres responsabilités.

Les symptômes de la dépendance à l'alcool comprennent la consommation d'alcool en solitaire, la violence physique et verbale, le manque de productivité au travail ou aux études, la dissimulation de la consommation d'alcool. On remarquera aussi des tremblements fréquents après des périodes d'abstinence.

Si vous êtes dépendant à quelque chose, cela ne veut pas dire que vous êtes systématiquement faible ou mauvais en matière de volonté. La dépendance est présente dans les circuits du cerveau, on ne peut pas donc considérer cela comme un défaut personnel.

Les substances addictives comme l'alcool activent les récepteurs de plaisir dans votre cerveau.

L'abstinence est un traitement courant de la dépendance à l'alcool. Il existe des programmes de soutien pour le traitement à long terme. Les médicaments peuvent également être utilisés pour maintenir l'abstinence ou soulager les symptômes de sevrage. Les traitements médicamenteux courants comprennent les antagonistes de l'alcool, et il faudra impérativement être suivi par un professionnel de santé pour pallier les risques de récidives.

- **Addiction au travail**

Très encouragée par un monde moderne de profits commerciaux et industriels, chaque minute passée à travailler signifie une augmentation des gains.

Cette récompense deviendra un jeu et peut mener à l'épuisement total, et trop souvent, les bourreaux du travail ne réalisent pas généralement le problème. Certains préfèreront fermer les yeux, ils ne se posent même plus de questions sur les rapports humains et le bien-être.

La marge de manœuvre est très serrée, donc il vous faudra trouver un exutoire pour votre santé mentale et physique. Le sport par exemple !

- **Addiction au sexe**

Ha le sexe ! Doit-on s'en passer ? Certainement pas ! Il fait partie de nous, de notre mode de société, dans le bon comme le mauvais.

La personne dépendante au sexe peut affecter sa santé et ses relations futures. De récentes études suggèrent que les sentiments d'amour sont causés par une augmentation de la phényléthylamine (PEA), un neurotransmetteur du cerveau, appelée aussi « hormone du coup de foudre » qui peut créer une dépendance.

Donc, les amoureux ont une production plus importante de cette hormone, est-ce l'amour ? Cela peut y contribuer, mais pas seulement. En fait, c'est la passion qui fait la différence et la production de cette PEA.

Donc vous pourriez avoir autant d'hormones produites en conduisant votre voiture, ou en promenant votre chien ! Certains aliments comme le chocolat en contiennent, mais pas à un niveau suffisant pour induire un désir sexuel intense (par contre comme antidépresseur naturel, très intéressant).

Toutefois, après une séance de sport, votre PEA va battre son plein, il est plus fréquent chez les sportifs d'entendre que le désir est plus grand chez eux. D'autres études ont prouvé qu'un fort taux de PEA partagent les symptômes similaires avec les consommateurs de cocaïne.

Il y aurait des facteurs de dépendances au sexe tels que la sexualisation précoce, la prise d'alcool modifie la chimie du cerveau de manière à rendre celui-ci plus exposé à des images et à des comportements sexuels précoces.

Aussi, l'isolement des adolescents, ceux qui ont connu un traumatisme entre 9 et 13 ans, aggraverait les risques de devenir dépendant au sexe. Les sujets qui ont été trop contrôlés pendant leur enfance sont moins capables de prendre des risques, ce qui induirait des prédispositions à la dépendance sexuelle.

Le fait de penser que le sexe est honteux amène les gens à penser que le sexe est secret, et qu'il est plus difficile de le normaliser comme une partie saine de la vie ordinaire.

- **La dépendance à la télévision**

Si nous passons le tiers du temps de notre vie à dormir pour la moyenne, nous regardons la télévision en moyenne quatre heures par jour. Cela signifie que pour une personne de 85 ans, quatorze années de présence audiovisuelle seraient cumulées, et l'on passe sur l'outil informatique.

Les toxicos de la télé partagent de nombreux symptômes d'abus cliniques tels que l'impuissance à mettre fin cette dépendance, en utilisant leur « drogue préférée » pour apaiser les nerfs, et l'irritabilité lorsqu'ils sont contraints de mettre fin à cette habitude.

- **Dépendance au blanchiment des dents**

Familièrement nommés « drogués de blanchiment », ces toxicomanes sont accros de la procédure cosmétique dentaire, et elle est en hausse constante, soit de près de 300% au cours des dernières années. Cela peut sembler anodin, mais les conséquences peuvent être aussi alarmantes que dans d'autres addictions. Sensibilité excessive des dents, transparences de celle-ci, des gencives saignantes.

- **Dépendance à l'Oniomanie**

Autrement connu comme la dépendance au shopping ou « fièvre acheteuse », ce ne sont pas seulement les stars qui sont affligées. Il y a des oniomanes ou des acheteurs compulsifs dans presque tous les pays et dans toutes les familles.

Des études suggèrent que l'achat compulsif affecte plus d'un adulte sur 20. La manie a été liée à la dépression et a amené de nombreux accros du shopping au bord de la faillite.

- **Dépendance à la tanorexie**

Ou encore appelé « bronzomanie », un terme adopté par la presse, il se réfère à la dépendance au bronzage.

Les médecins sont préoccupés par le bronzage et déconseillent l'utilisation de cabines UV, car ils ont prouvé que cela peut-être cancérigène (selon le type d'appareil, la pression, la fréquence et la durée).

C'est un problème récurrent et vraiment inquiétant, en particulier chez les jeunes femmes et pour le capital santé de leur peau (et cancer à risque). Une étude réalisée en 2006 a révélé que les rayons UV produisent des endorphines, dont la baisse, après le bronzage, peut déclencher des symptômes de sevrage semblables à ceux causés par le sevrage de l'alcool et des drogues.

D'autres petites habitudes de tous les jours, mal conseillés, lors d'expositions peuvent avoir des résultats irréversibles, tel que les édulcorants en apport de supplémentation alimentaire feront des taches sur la peau, sans parler de nombreux médicaments augmentant la photosynthèse et donc les brûlures.

- **Dépendance aux réseaux sociaux**

La navigation Internet constante, irrépressible et obsessionnelle devient une routine quotidienne.

Toute interruption pouvant causer de l'irritabilité peut indiquer la présence d'un trouble de dépendance. Les psychiatres reconnaissent maintenant les effets changeants sur la personne, de la pornographie, réseaux sociaux, jeux et blogs en ligne.

Dans certains pays, la dépendance à Internet est devenue un problème social si grave que des programmes de rétablissement ont été mis en place.

- **Dépendance à la chirurgie plastique**

L'image corporelle négative entraîne des marées humaines sous le scalpel du chirurgien.

Des associations de chirurgiens plastiques esthétiques ont mis en garde ses membres, contre des patients présentant un trouble dysmorphique corporel ou une « maladie mentale touchant l'obsession d'un corps imparfait ».

La chirurgie esthétique devient alors un voyage sans fin en raison de l'insatisfaction de ces toxicomanes. De récentes études ont rapporté un constat alarmant, près de 40% des utilisateurs de Botox admettaient être attirés par l'attrait d'un traitement continu.

- **Dépendance au sport**

Nous l'avons bien compris, toute bonne chose ou pratique en excès devient toxique pour le corps et l'esprit.

Les premières réflexions à se poser, fait-on du sport pour soi, pour les autres, pour combler un manque, un complexe, par plaisir, uniquement dans un but esthétique, dans le prolongement d'une diète, les raisons sont légion.

Mais le tout est de savoir, quand le dosage est bon, ou si cela commence à devenir une pathologie, qui pourrait en créer de nouvelles !

Les statistiques sur l'addiction à l'exercice sont difficiles à trouver, car elles coexistent habituellement avec des troubles de l'alimentation tels que l'anorexie mentale.

Les accros de fontes et de tapis roulant peuvent sacrifier leur santé et leur vie sociale pour leur dépendance. Des spécialistes américains ont conclu, après études, qu'il y avait des similitudes entre le comportement excessif de la pratique sportive et la toxicomanie.

## Recadrage par le sport

Nous savons tous que le sport est bon pour notre corps et qu'il nous aide à tirer des leçons pertinentes de la vie.

Les bienfaits du sport sont nombreux et peuvent avoir un impact réel sur notre vie. Ce n'est pas parce que vous pratiquez un sport ou êtes physiquement actif que vous n'êtes soudainement plus à risque d'abus de substances.

La relation entre l'activité sportive et la consommation de drogues, tabac, alcool est complexe ; toutefois, les études montrent que les personnes qui pratiquent des sports présentent moins de risques que celles qui n'en font pas.

Aussi, étant donné que le sport semble avoir un effet tampon contre certains types d'abus, le sexe complique encore plus l'équation.

Le sport aide à empêcher les pratiquants de consommer des drogues illicites, et le simple fait d'avoir la peur d'être expulsé d'une équipe, de ne pas être autorisé à jouer ou à la vue des autres, peut être un frein bénéfique.

Notre image corporelle positive apporte un sentiment de compétence et un effet physique sur le métabolisme. Les pratiquants auront une plus grande estime de soi en raison d'une plus grande satisfaction de leur corps, et le fait d'atteindre des objectifs.

Ainsi nous avons une meilleure connaissance des risques sur la santé.

L'entourage proche, l'encadrement par des gens compétents comme les entraîneurs, coéquipiers et amis, qui vivent dans cette communauté apportent un facteur d'éducation important.

# 10. Agressivité ! Trop ou pas assez ?

Pour une bonne réalisation de vos objectifs, il faudra adapter et adopter un bon « *Mindset* », c'est-à-dire, l'état d'esprit adéquat à votre activité.

Qu'il soit question d'une pratique sportive de loisir, occasionnelle ou compétitive, il faudra toujours et encore revenir sur la personnalisation du bon état d'esprit. Celui qui est le vôtre et qui vous conviendra le mieux.

Il s'agit donc d'un facteur essentiel qui viendra immédiatement en complément de votre préparation et de votre alimentation. Cet ensemble fera de vous une personne « optimisée » pour votre réussite.

Certains individus auront besoin d'une certaine « zénitude » ou d'un grand calme avant la tempête. Qu'il soit question d'une séance, d'une période, ou d'un événement compétitif préparé.

D'autres joueront la carte de la déconnexion totale avant l'action, ils en ont besoin pour limiter tout stress, ils estiment être prêts, ou préfèrent leurrer ce stress en apportant une certaine dose « d'ignorance », pour mieux se canaliser au moment voulu.

Et enfin, il y a ceux qui optent pour la fameuse agressivité, celle-ci est loin d'être destructrice, il ne s'agit pas de violence envers les autres, dans l'attitude physique ou verbale.

Pour mieux comprendre, il est bon de prendre appui et référence sur l'excellence et le sport de haut niveau. Les méthodes précédemment citées sont tout à fait transférables à un niveau de découverte, initié, ou confirmé.

Que se passe-t-il dans votre tête juste avant que vous ne commenciez un challenge, une compétition ? Que ce soit sur le terrain, sur un parcours, sur la piste, votre environnement de pratique.

Nous évoquons donc ici, les trois meilleures méthodes citées précédemment qui restent les plus pratiquées par grand nombre d'athlètes.

## La méthode par l'apaisement, le calme

Un état d'esprit calme est très souvent adopté par les sportifs qui deviennent nerveux avant l'exercice.

Au cours de vos techniques de pré-compétition, et juste avant de commencer une épreuve, le but principal est de vous détendre et de vous relaxer.

Ainsi votre esprit fera en sorte de mettre le doute et l'inquiétude de côté, et votre corps se libérera des tensions nerveuses.

En outre, un esprit calme sera précieux pour le pratiquant ayant une tendance naturelle à l'agressivité, ceux-là même n'ont aucunement besoin de se mettre dans une attitude de « chiens de guerres ».

Il faudra premièrement se concentrer sur la détente du corps pour éliminer toute trace de tension et d'anxiété. Donc se concentrer sur la détente de votre corps est un bon début. Les techniques respiratoires profondes avec de la relaxation musculaire sont d'excellentes méthodes pour détendre votre corps.

Deuxièmement, vous pouvez utiliser la visualisation mentale et créatrice.

Vous serez concentré sur une zone de confort ou un environnement de votre propre expérience (ou imaginaire) dans laquelle vous voyez et vous sentez être calme avant une compétition. Cette imagerie mentale a un effet physiologique relaxant direct sur votre corps et votre esprit.

Enfin, une conversation intérieure ou dite de « *Self-Talk* », à soi-même, aura des effets tout à fait apaisants. Vous vous rassurez par des mots et phrases positives de réussites, mais aussi en couplant votre propre image d'un parcours sans faute de l'épreuve.

## La méthode par la déconnexion ou l'ignorance

Un esprit clair et convaincu de sa préparation saura couper les ponts dans son esprit avant une séance ou la compétition.

Les athlètes qui utilisent cette déconnexion sont ceux qui avant une compétition en parlent autour d'eux (coéquipiers, entraîneurs, kinés). Ils sont vraiment apaisés et apparaissent quelque peu « victorieux ».

Ils utilisent cette méthode, car ils en ont déjà utilisé d'autres, ils la préfèrent de par leur grande expérience et surtout pour l'avantage de ne pas recevoir d'interférences dans leur esprit.

Cette solution est plus adaptée aux personnes capables de faire abstraction de leur sport. Avec de la pratique et de l'expérience, une grande confiance est acquise sur ses propres capacités (physiques et psychologiques).

Cela n'est pas donné à tout le monde, puisque le principe de base est de se couper complètement avant l'activité, pour revenir à 100% de votre meilleur niveau de concentration de l'activité. Tout sera bon pour garder un esprit clair et concis (parler, écouter de la musique, lire, se reposer), chacun sa méthode, dès l'instant que vous savez revenir de cette déconnexion.

Il est fortement conseillé de pratiquer la méthode avec progression, et d'observer quel est le meilleur mode de pensée pour vous. Ensuite, vous pourrez essayer celle-ci à plusieurs reprises dans différents contextes d'entraînements ou de compétition pour affiner. Enfin, vous pourriez aussi avoir des profils différents de déconnexion suivant le contexte.

## La Méthode par l'agressivité, un savoir-faire très efficace !

L'agressivité est comme un état d'esprit dans lequel les pratiquants ou les athlètes sont plus proactifs et impliqués. Par exemple, cela se traduit par une prise de risques contrôlée plus fréquente. Ainsi, si vous cherchez à casser votre propre style, votre approche habituelle, cela permettra à votre conscience d'accepter la possibilité du changement et de contrôle.

Cet état d'esprit agressif est souvent nécessaire pour passer d'une performance établie à une performance exceptionnelle, les performances iront vers le niveau supérieur, surtout pour ceux et celles qui ne sont pas naturellement agressifs dans leur performance.

Certaines disciplines vous demanderont ce changement d'état pour progresser, donc, l'expression « se faire violence » est la bonne attitude, c'est du constructif !

Un grand nombre de sports sont devenus des « sports de combat », ce qui implique que les adversaires ou les conditions de compétition essaient de battre le camp adverse au sens propre ou au sens figuré.

Donc les pratiquants se battent autant avec les équipes, les joueurs adverses, mais aussi l'environnement, le terrain, ou les conditions de parcours. Ce n'est qu'en adoptant un état d'esprit agressif que certains athlètes vaincront « l'ennemi ».

Tout d'abord, vous pourrez performer plus rapidement si vous augmentez votre entraînement avec plus d'intensité que d'habitude, vous serez plus agressif dans votre routine.

Un autre conditionnement intéressant avant une séance, ou une épreuve, est d'être bien plus incisif à l'échauffement, avec des gestes contrôlés, mais plus rapides. Certaines épreuves de force comme l'haltérophilie ou la force athlétique, utilisent 24 à 48h avant le jour « J », une séance neuro-musculaire, il est question d'une séance de rappel de force du mouvement compétitif à 80% de son maximum sur 4 à 5 répétitions au plus sur 4 séries.

Ainsi, sans être à l'épuisement, le muscle sera le jour de l'épreuve, réactif et prêt à l'action ! (Il est impératif de tester bien à l'avance avant toute épreuve compétitive, faire une simulation.)

Puis, vous pouvez utiliser un dialogue personnel à haute énergie pour initier cet état d'esprit agressif. Vous utiliserez donc un style verbal et une sonorité beaucoup plus stricte, votre entourage ou votre adversaire reconnaîtra un *challenger* et un *leader*. C'est donc la façon dont vous allez vous exprimer qui changera tout, une forme de sévérité.

Enfin, vous pouvez revenir sur l'imagerie mentale par laquelle vous vous voyez et vous serez en mode agressif, ce qui, en retour, aide à créer une pensée, une concentration et des sentiments plus déterminés.

# 11. Hommes/Femmes et vieillissement des aptitudes

Voici un sujet qui, pour une grande partie d'entre nous, peut agresser l'inconscient !

Le vieillissement peut être délicat à définir, surtout que socialement parlant, les tendances ont la vie dure. En effet, que ce soit dans votre entourage, dans les médias, le schéma caricatural se porte trop souvent vers les séniors (du latin, qui désigne une personne plus âgée).

Et là cela se complique, puisqu'en fait, tout est question de contexte, et voici un bel échantillon de disparités :

- l'époque, au Moyen Âge, vous étiez considéré sénior bien avant la trentaine (suivant l'espérance de vie, environ 50 ans) ;
- dans les années 70, c'était vers 55 ans (la préretraite) ;
- de nos jours, selon le contexte professionnel et le secteur d'activité, les ressources humaines et cabinets spécialisés de recrutement vous considèrent sénior à partir de 45 ans !
- dans la sphère médicale, c'est à partir de 70 ans avec le cumul des pathologies et problèmes de santé.

Donc, nous pouvons comprendre que l'on peut se retrouver classé dans une catégorie, dès lors que ses capacités régressent face à une classe d'âge, un métier, ou tout simplement, son propre comportement. Tout cela est fort subjectif !

**Définition**

Il existe plusieurs définitions pour le vieillissement des aptitudes et de l'aspect « dégénératif », en voici une très précise et complète de Mishara & Riegal (1984) :

« Le vieillissement est une période inévitable et naturelle de la vie humaine caractérisée par une baisse des fonctions physiques, la perte du rôle social joué comme adulte, des changements de l'apparence physique et un acheminement graduel vers une diminution des capacités. »

## Les avantages de l'exercice face au vieillissement

Il y a bien des raisons pour lesquelles nous avons tendance à ralentir et à devenir plus sédentaires avec l'âge, les raisons d'ordre économiques et démographiques y contribuent fortement.Les problèmes de santé, de surpoids, de douleurs, le manque d'exercice sont des facteurs accélérants et aggravants.

En tant que professionnel du monde sportif, j'ai souvent été confronté à des personnes dont l'âge physiologique ne reflétait pas vraiment l'âge qui transparaissait. J'ai eu des gens en pleine forme paraissant dix ans de moins malgré un âge avancé, et d'autres, telles de jeunes personnes ayant des signes posturaux liés au vieillissement et paraissant bien plus vieilles !

La vie est mouvement, alors BOUGEZ !

Se mouvoir peut aider à stimuler votre énergie, à garder son indépendance, à contrôler son poids, à protéger son cœur et gérer les symptômes de la maladie.

Peu importe votre âge, il n'est jamais trop tard pour commencer.

## Les bienfaits recherchés pour le long terme

- L'augmentation de la mobilité
- L'amélioration de la souplesse et son maintien
- Le développement et la conservation de la force et de la masse musculaire
- Garder une belle posture
- Un meilleur équilibre
- Une augmentation de la circulation sanguine
- Une meilleure stabilité articulaire
- Développer sa confiance en soi
- Garder une respiration fluide au repos et à l'effort
- Maintenir une autonomie, indépendance, et des rapports sociaux durables
- La santé mentale

**Confiance en soi et bonne humeur.** L'exercice est un grand soulagement du stress, les endorphines produites peuvent aider à réduire le sentiment de monotonie et tristesse, de dépression ou d'anxiété. Être réactif et se sentir fort naturellement vous aide à être plus en confiance avec vous.

**Un meilleur sommeil.** Il doit être de qualité, cela est vital pour votre santé globale. Une activité régulière vous aidera à vous endormir plus rapidement, à dormir plus en profondeur et à vous réveiller avec de l'énergie.

**Le sport mental.** Les activités physiques nouvelles créent une nouvelle expérience pour vos processus mentaux, tout comme les échecs, le sudoku ou les mots croisés peuvent aider à garder un cerveau actif.

Être actif peut ralentir la progression des troubles cérébraux tels que la maladie d'Alzheimer. L'exercice peut aider des fonctions cérébrales très diverses comme le multitâche et la créativité (art, dessins, peintures, écriture), il peut aider à prévenir de la perte de mémoire et le déclin cognitif.

## *La santé physique*

**Augmente la mobilité, la flexibilité et l'équilibre.** La pratique d'une activité physique améliore votre force, votre souplesse, votre posture, ce qui aide à l'équilibre, à la coordination et à la réduction du risque de chute.

Il est fortement conseillé de pratiquer de la musculation sur le plan musculaire et osseux, et pour soulager les symptômes de maladies chroniques (arthrite).

**Le contrôle et la perte de poids.** Le métabolisme ralentit naturellement avec l'âge, le processus de lipolyse (dégradation des lipides) n'agit plus comme avant, maintenir un poids de forme devient un défi.

Vu que vous aurez bien plus de mal à brûler vos kilos superflus, tout en stockant plus facilement les gras de l'alimentation et en mangeant moins, l'exercice aidera le métabolisme à consommer plus au repos et à développer la masse musculaire.

**Les maladies chroniques et symptômes revus à la baisse.** L'exercice apportera un fonctionnement immunitaire et digestif amélioré, une bien meilleure pression artérielle et une densité osseuse.

Le risque réduit de la maladie d'Alzheimer, du diabète, de l'obésité, de diastasis (rupture des grands droits de l'abdomen ou déchirure abdominale), de cardiopathie, d'ostéoporose ou même de certains cancers.

## *Défis et obstacles*

Il ne devient pas facile de maintenir ou commencer une routine régulière pouvant être un défi, et cela est récurrent avec les années. Je vous conseille fortement de reprendre le chapitre sur la motivation et la concentration, cela est intemporel et unisexe !

Être découragé par des problèmes de santé, d'équilibre, de couples, de temps. Les sentiments et pensées parasites sont légion, si vous vous laissez envahir, vous trouverez toujours quelque chose pour abandonner !

En tout cas, la meilleure des raisons du mouvement, de la mobilité, de bouger sera de faire face à la tentation de ralentir par et à cause du vieillissement.

Récolter les fruits de l'exercice ne nécessite pas d'efforts intenses ou 35 heures par semaine à la salle de sport. Il s'agit d'ajouter modestement plus de mouvement à votre vie. D'où encore, la personnalisation de votre routine, l'unique, celle qui fera de vous, un individu « optimisé » !

## *Planification d'exercices*

C'est dans la diversité de vos activités que vous apporterez un équilibre général au physique, au mental et à votre métabolisme. Il est conseillé de sélectionner des pratiques sportives qui vous motivent, et faire en sorte que chacune d'elles se réfère aux quatre piliers de la forme :

- l'activité cardiovasculaire ;
- force, puissance et résistance ;
- la flexibilité ;
- l'équilibre.

**L'activité cardiovasculaire**

Elle permet dans l'action d'utiliser de grandes chaînes sur une période de temps. Les séances d'entraînement d'endurance ou cardio stimulent votre cœur, vos poumons, elle vous incite à placer votre respiration avec l'intensité de l'exercice.

Les disciplines sont très variées telles que la marche, la randonnée, l'escalade, la natation, le vélo, l'aviron, le tennis, toutes les danses et tellement d'autres.

**Ainsi vous réduirez votre fatigue et l'essoufflement.** Vous serez plus indépendant en améliorant l'endurance pour les activités quotidiennes du domaine privé (courses, soulever des objets, jardinage, loisirs occasionnels en famille).

**La force, puissance, résistance**

La musculation est souvent un entraînement de force effectué à une vitesse plus ou moins rapide pour augmenter la puissance et les temps de réaction. Le *développement musculaire* par le mouvement répétitif peut se faire à poids de corps ou avec des charges additionnelles, des machines (agrès) spécifiques pour les membres supérieurs et inférieurs, avec des poids libres, ou des bandes élastiques (élastibandes) et systèmes assistés par air et câbles.

De cette façon, la musculation préviendra de la perte de masse osseuse, les muscles superficiels (sous la peau) et structurels (profonds s'attachant sur les os) seront plus forts et ils participeront à une meilleure protection du squelette et de l'équilibre.

Vous aurez un temps de réaction écourté pour faire des actions fréquentes, ce qui induit une amélioration de votre vitesse. Par exemple, en traversant une rue, ou en vous rattrapant sans vous blesser si vous trébuchez.

L'amélioration de votre force et de la puissance vous aidera à lutter contre les risques et pathologies de la colonne cervicale, thoracique et lombaire. Grâce à votre nouvelle prise de conscience, vous saurez mieux vous placer instinctivement, lors des soulèvements de charges diverses.

Dans une étude américaine portant sur des hommes et des femmes âgés (85 ans en moyenne) ayant soulevé des poids trois fois par semaine pendant dix semaines, la force musculaire a augmenté d'environ 110%.

La résultante est qu'il y a eu amélioration de la force, cela leur a permis de marcher 11% plus vite qu'auparavant, de grimper 27% plus d'étages et ainsi, de perdre l'excès de graisse corporelle.

## L'équilibre

Il est le *maintien* de la position verticale (lutte contre la gravité) et de la stabilité, que vous soyez stationnaire ou en déplacement.

Les disciplines comme le yoga, le tai-chi, le Pilates, le stretching et les exercices de posture permettent de prendre confiance en votre équilibre.

Les muscles de la posture, ou dit « muscles profonds » seront pleinement sollicités et pourront augmenter considérablement votre bien-être et l'intégrité de votre squelette.

## La flexibilité

Elle est la capacité des articulations de votre corps à bouger librement dans des mouvements complets et d'amplitudes variant selon les zones articulaires. Cela peut être fait par des étirements stationnaires (passifs) et des étirements qui impliquent un mouvement (actif), vous aurez des muscles et des articulations souples et moins sujettes à des blessures.

Encore une fois, les disciplines de types Pilates, yoga, et toute autre gym douce solliciteront pleinement votre flexibilité.

Vous aurez le sentiment que nous nous répétons, mais votre mobilité sera affectée positivement avec ce pilier, et dans votre intérêt, il est judicieux de sélectionner des disciplines qui vous inspirent pour pratiquer avec plaisir.

Elles permettent de jouer sur différents piliers et fondamentaux du bien-être. Par exemple, certaines formes de yoga et le Pilates interviennent directement sur la force, la mobilité, la souplesse, à vous de rajouter le cardio, et le tour est joué !

## *Activités bénéfiques pour les séniors*

**La marche sous toutes ses formes.** Elle est le moyen idéal pour commencer à faire de l'exercice, cela ne nécessite aucun équipement spécial, mis à part une paire de chaussures de marche confortables (voir un spécialiste ou podologue), et peut être fait n'importe où (excellent pour la matrice osseuse).

**Cours de maintien ou de fitness pour seniors.** Vous resterez motivé tout en ayant une source de plaisir, de soulagement du stress, le tout dans un bon encadrement. Fortement conseillé pour la protection du squelette.

**Natation et Aquagym.** Travailler dans l'eau réduit le stress et les tensions sur les articulations du corps. Il n'y aura aucun choc pour les personnes devant limiter les risques sur terre ferme.

**Yoga (toutes formes) et Pilates.** On combine une série de poses avec la respiration. Les déplacements entre les poses nécessitent de la force, de la flexibilité et de l'équilibre, peu importe votre niveau.

**Tai-Chi et Qi Gong.** Des systèmes de mouvement inspirés des arts martiaux qui eux aussi, augmentent l'équilibre et la force.

**La musculation (culture physique).** C'est selon moi, un impératif avec un bon encadrement, si les gyms douces permettent un bon maintien, le développement de votre masse musculaire ou de son maintien sera sans équivoque.

N'ayez pas peur, je m'adresse surtout à la gent féminine, vous ne ressemblerez pas à un bûcheron ou un troll norvégien (il faut un entraînement spécifique !), et je dirais même, encore plus pour les femmes.

## *Pour bien commencer*

**Obtenez un certificat médical d'aptitude.** Prenez rendez-vous avec votre médecin avant de commencer une ou plusieurs activité(s) physique(s). Demandez s'il y a des pratiques que vous devez éviter.

**Prendre en compte ses problèmes de santé.** Gardez à l'esprit comment vos problèmes de santé en cours affectent vos entraînements. Vous pourriez avoir besoin d'ajuster le calendrier des médicaments et des plans diététiques lors de l'établissement de votre période de remise en forme.

**Écoutez son corps.** L'exercice ne doit pas vous blesser ou vous mettre en situation de faiblesse affective et psychologique.

Si tel est le cas, appelez votre médecin si vous vous sentez étourdi, essoufflé, avec des vertiges ou avec une douleur ou une pression dans la poitrine.

Il faudra mettre votre routine en attente, ou redescendre d'un cran par le choix d'une activité plus douce. Il est fréquent que vous en demandiez de trop à votre corps, si vous éprouvez régulièrement de la douleur ou de la gêne après l'exercice, essayez de faire de l'exercice moins longtemps, mais plus fréquemment dans la journée (ne jamais retirer l'échauffement).

**Votre corps est un Diesel, soyez progressif.** Si vous n'êtes pas actif depuis un moment, faites votre programme par paliers.

Espacez les séances d'entraînement en alternant dans une même journée, dix minutes deux fois par jour. Ou essayez juste un cours chaque semaine, puis passez à deux cours dans 3 semaines en espaçant de 4 jours. Si vous souffrez d'un problème cardiaque permanent, commencez par des exercices faciles pour augmenter graduellement votre condition physique avec un contrôle de votre de travail sur cardiofréquencemètre.

**Hydratation et sommeil.** L'apport hydrique avec l'activité sport sera de 2 litres par jour minimum, tous liquides confondus (l'eau est le mieux). Pour le sommeil, comptez de 6 à 9 heures suivant les individus, sans coupures. Si cela est difficile, alors une petite sieste de 30 minutes sera très salvatrice et réparatrice !

**De l'engagement !** Fixez-vous une régularité d'au moins 3 ou 4 semaines pour que cela devienne une habitude et faites en sorte de vous y tenir. Cela sera plus simple si vous trouvez des activités que vous aimez.

**Prise de conscience et concentration.** La meilleure façon de passer moins de temps est de vous concentrer sur la façon dont votre corps réagit à l'effort.

Le rythme respiratoire, votre posture, l'exactitude du mouvement par exemple. Vous améliorerez votre condition physique plus rapidement. Vous serez donc plus efficace et éviterez de faire un mouvement pour un mouvement en attendant que cela se passe, soyez convaincu !

## *Alimentation conseillée*

Le régime et l'exercice ont un impact considérable sur l'énergie, l'humeur et la forme physique. Beaucoup de séniors (jeunes et moins jeunes) n'ont pas assez de protéines de haute qualité dans leur alimentation.

Les personnes sans maladie rénale ou de diabète devraient avoir environ 0,5 gramme de protéines par kilo de poids de corps. Variez vos sources de protéines (poisson, volaille, lentilles, œufs, viande rouge maigre).

Réduisez la quantité de glucides transformés (pâtisseries, sucres raffinés, pizzas, biscuits).

Mangez des omégas 3 par les noix et graines, noisettes, amandes, remplacez un dessert cuit avec du yogourt à la grecque, retirez-le frit pour du poulet grillé avec des légumes verts.

Attention au grignotage. Des petits repas et des collations régulières sont mieux adaptés au vieillissement. Une collation doit avoir bon goût, être facile à préparer et, surtout, être très nourrissante.

Remplacez par exemple le sandwich préparé à la hâte par un petit bol de bouillon de poulet et remplacez le gâteau par un morceau de fruit et une poignée de noix et amandes mélangées, vos niveaux d'énergie monteront en flèche sans desserrer la ceinture.

Sortez de l'assiette les féculents et remplacez-les par une plus grande sélection de légumes. Vous pourrez constater que vous éviterez les problèmes de digestion, vous serez plus léger(ère).

# 12. Votre sommeil

Le sommeil est une réflexion et un sujet extrêmement large, il est une fonction qui est répandue chez l'ensemble des mammifères sur le plan de la rythmicité (presque tout le règne animal).

Il est un état physiologique particulier et une fonction indispensable dans le principe d'équilibre et de la santé. C'est un état de conscience spécifique, d'activations cérébrales complexes ; on peut trouver trois principaux états de conscience qui pourront se subdiviser.

En premier lieu, nous avons l'état d'éveil, puis vient la phase de sommeil lent et profond, puis le dernier, le sommeil paradoxal (léger avec paralysie du corps). Le sommeil est donc un processus actif qui consiste à alterner différentes phases (états de conscience), le tout, par l'organisation de « cycles ».

Ces cycles devront être réguliers, et varieront d'un individu à l'autre. Les effets physiologiques premiers, suite à un bon sommeil, sont un bien-être durant la journée, une meilleure concentration et réponse musculaire du fait de la récupération des tissus.

En fait, on peut rendre compte de la qualité de celui-ci, au travers du manque ou de la privation de sommeil ! Cette privation chez l'homme sur le plan expérimental, à prouver des désordres, immunologiques, des effets sur sa propre vigilance durant la journée (temps de réaction rallongés), et sur le plan du métabolisme.

Donc, s'il y a privation, c'est l'ensemble des fonctions du corps qui en pâtiront, l'horloge biologique et chimique sera affectée. Ce mécanisme physiologique est inscrit dans une dimension temporelle extrêmement précise, pour le plus grand nombre, cette horloge se fera la nuit, avec une large diffusion du médiateur hormonal qu'est la mélatonine.

Et, beaucoup plus subtiles, la régulation à l'intérieur des différents cycles, les trois grandes phases représentant un cycle, cette structure se répéterait de 4 à 6 fois par nuit (environ 90 minutes par cycle). De nombreux neuromédiateurs interviendront dans le mécanisme du sommeil (sérotonine, acétylcholine, glucose, adénosine, histamine).

Il est important de comprendre que notre sommeil est un mode de récupération, les mythes ont la vie dure, vous n'êtes pas du tout passif, il est un processus actif sur le plan physiologique.

Le dernier cycle ou sommeil paradoxal (moment où l'on rêve), est très proche de l'éveil, le corps est dans une forme de stase, ou paralysie, alors que les mouvements oculaires seront excessivement rapides (appelé R.E.M). Il est donc considéré comme une période de réveil, il est à la fois un phénomène tonique et phasique. Il est apparu que le rêve peut aussi apparaître en fin de phase profonde.

## Les 5 étapes du sommeil

Pendant votre sommeil, le corps se déplace à travers cinq étapes différentes du sommeil avec et sans REM (mouvement rapide des yeux). Au cours de la nuit, le corps passera de quatre à six fois ce cycle en cinq étapes, avec une moyenne 90 minutes par étape.

Chaque phase de sommeil a une fonction réparatrice unique, comprenant la récupération musculaire, la régulation hormonale et la consolidation de la mémoire. Ceci est essentiel pour la récupération globale de l'individu, et donc de par tous les stades du sommeil.

Sans cette récupération complète, votre corps et votre esprit sont privés des éléments essentiels pour supporter la journée.

**Stade 1 - Éveil (5% de la durée du cycle)**

La première étape du sommeil, aussi connue sous le nom de phase de transition légère, survient lorsqu'on se trouve à flotter dans sa conscience et à en sortir. Durant ce stade, vous pouvez être partiellement éveillé pendant que votre esprit commence à dévier.

Cette période de somnolence finit par entraîner un sommeil léger. C'est aussi le moment où les muscles répondent par de petits spasmes, suivis d'une sensation de chute qui vous renvoie à la conscience. Cette expérience est connue sous le nom de myoclonie hypnique ou secousses.

**Stade 2 – Sommeil lent léger (environ 20 minutes)**

Ce stade représente près de 50 % du temps passé à dormir de votre cycle. Il est l'un des stades les plus légers du sommeil. Le rythme cardiaque commence à ralentir et la température corporelle diminue.

Puis, le mouvement des yeux s'arrête et les ondes cérébrales sont ralenties avec l'éclatement occasionnel d'ondes appelées ondes bêta. Le stade deux peut également être caractérisé par des périodes non structurées qui alternent entre le tonus musculaire et la relaxation musculaire.

**Stade 3 – Sommeil lent profond 1ère phase (50% du cycle)**

Les stades trois et quatre sont caractérisés comme les stades profonds et il est plus difficile d'en sortir (période de 60 à 75 minutes). Si vous essayez de réveiller une personne lorsqu'elle se trouve à l'étape trois ou quatre, elle sera probablement désorientée et groggy pendant plusieurs minutes après son réveil. Les phases trois et quatre sont souvent regroupées parce qu'il s'agit des périodes de sommeil lent.

Ils sont extrêmement rajeunissants pour le corps. Pendant le sommeil lent, des hormones sont libérées aidant à contrôler la croissance et l'appétit.

Les hormones de croissance aident à reconstituer les muscles et les tissus qui ont été sollicités durant la journée, les hormones qui contrôlent l'appétit aident à limiter les sensations de faim excessive du lendemain.

Ces hormones sont indispensables au développement du corps et aident à contrôler la suralimentation. De plus, le flux sanguin vers les muscles augmente, fournissant de l'oxygène et des nutriments réparateurs.

### Stade 4 – Sommeil lent profond 2ème phase

C'est le sommeil le plus profond dans lequel votre corps entre tout au long de la nuit. On l'appelle sommeil lent, car les ondes cérébrales « delta » sont lentes, avec parfois des variations. Au fur et à mesure que le corps passe du stade trois au stade quatre, le nombre de vagues delta augmente et les vagues plus rapides diminuent.

De plus, la tension artérielle diminue encore plus et la respiration devient plus profonde, plus lente, plus rythmée. Pendant le sommeil lent, il n'y a pas de mouvement oculaire rapide ni lent, le corps devient immobile.

Toutefois, même s'il n'y a pas de mouvement musculaire, les muscles peuvent quand même fonctionner. Dans cette période, les enfants font parfois des cauchemars, pipi au lit où ils peuvent être atteints de somnambulisme.

### Stade 5 – Sommeil paradoxal (15 à 20 minutes)

La cinquième phase est la seule étape avec le mouvement rapide de l'œil, elle ne ressemble à aucune autre phase du sommeil, car le cerveau déborde d'activité. La majorité des adultes passent environ 20 % de leur sommeil en mode REM, tandis que les nourrissons passent près de 50 %. Pendant les phases non-REM, l'esprit se repose pendant que le corps guérit, à l'inverse dans le sommeil REM, votre esprit s'alimente pendant que le corps est immobile.

Le sommeil paradoxal est appelé ainsi parce que les yeux clignent dans différentes directions tandis que les membres et les muscles sont temporairement paralysés ou atoniques. La respiration devient moins profonde et irrégulière pendant que le rythme cardiaque et la tension artérielle augmentent par rapport aux stades précédents.

Les rêves se déroulent dans cette cinquième étape grâce aux ondes cérébrales delta plus élevées et désynchronisées, comme si elles étaient éveillées. Ce stade du sommeil revitalise notre cerveau, favorisant une fonction diurne vive et réactive.

Nous commencerons à nous réveiller à la fin de l'étape 5. Au réveil, la température corporelle centrale de l'individu commence à augmenter afin de préparer le corps à l'activité diurne.

## Le mythe des 8 heures de sommeil

Nous dormons environ 24 ans dans notre vie. Nous comprendrons aisément comment le phénomène du sommeil peut nous affecter.

On nous a tous dit trop souvent : « vous devriez dormir 8 h ! », mais il n'y a jamais eu de preuves concrètes...

Si vous interrogez votre entourage, on vous répondra le plus souvent : « J'ai besoin de 8 à 9 heures de sommeil chaque nuit. »

Les gens s'en persuadent, mais c'est en fait complètement erroné !

De récentes recherches scientifiques ont démontré que les personnes qui dorment entre 6,5 heures et 7,5 heures par nuit vivent le plus longtemps, elles sont plus heureuses et plus productives.

Or, le problème est ailleurs, que nous soyons privés de sommeil ou non, nous perdons parfois notre concentration. Et c'est précisément là que la personne privée de sommeil tombe dans un piège infernal.

Si notre attention ou vigilance baisse et que nous recevons la bonne quantité de sommeil, notre cerveau pourra compenser cette perte. Par contre, si on manque de sommeil, notre cerveau ne peut pas se recentrer.

La principale analyse est que le cerveau d'une personne privée de sommeil, travaille normalement parfois, mais souffre par intermittence de « coupures du réseau ».

Et, à ce stade, si l'on persiste dans une mauvaise hygiène de sommeil, la boucle se resserre avec des effets indésirables notoires. Une personne fière de n'avoir dormi que 4 heures et qui fait encore du bon travail pourrait avoir raison.

Si ce n'est qu'elle n'aura plus le cerveau réactif pour se concentrer une fois que l'attention est perdue. Bien pire encore, les personnes privées de sommeil ne remarquent pas leur baisse de performance.

C'est un handicap important pour nombre de travailleurs inconscients du problème. Les périodes de fonctionnement en apparence normal peuvent donner un sentiment erroné de compétence et de sécurité, tandis que l'incohérence du cerveau peut avoir des conséquences désastreuses.

Enfin, une disparité intéressante sur la différence homme-femme, est que ces dernières ont besoin de plus de sommeil que les hommes. La moyenne est d'environ 15 minutes de plus que la gent masculine.

Cela se justifie par le fait que le cerveau des femmes est câblé différemment dans sa complexité, de ce fait, le besoin de sommeil sera quelque peu supérieur.

## Se mettre en condition pour la qualité de sommeil

En synthétisant ce qui a été vu précédemment, le sommeil se caractérise par un ralentissement de l'activité physiologique et psychique. L'activité des grandes fonctions se réduit, et la dépense en énergie est à son plus bas niveau.

Le rythme cardiaque ralentit ainsi que le rythme respiratoire qui devient régulier, la tension artérielle baisse d'environ 20%, et le tonus musculaire diminue.

La durée des cycles du sommeil et leur nombre varient donc, suivant que vous soyez une femme, un homme, un bébé, un adolescent, un adulte ou un sénior.

Et, pour notre sujet, lié à l'activité sportive, tout va être chamboulé. Si un sédentaire a besoin en théorie de 6 à 7h30 de sommeil par nuit, un sportif en période d'entraînement pourra atteindre 8 à 9 heures cumulées (nuit et sieste).

### *Optimisation et préparation de votre sommeil*

- Une pièce assombrie par des rideaux occultant ou des volets.
- Un degré hygrométrique correct (les atmosphères trop sèches sont difficilement supportées).
- Une température ambiante entre 15 et 18° et ventilée normalement.
- Un lit confortable, ni trop dur, ni trop mou, avec des couvertures légères.

- Un oreiller personnel à mémoire de forme si soucis avec la colonne cervicale.
- La pièce doit être isolée du bruit.

Il est important de préparer le sommeil par une fin de journée calme. Il faut éviter les efforts intellectuels importants et veiller à ce que la digestion soit terminée (distance de 5h serait souhaitable).

Attention à ne pas prendre de douche ou un bain trop chaud, car le chaud décontracte, mais augmente la vascularisation, donc encore un mythe, le chaud est fait pour récupérer sur le plan musculaire, mais il va vous réveiller !

Il sera conseillé de terminer par du froid, et pour les habitués, l'eau froide dès le début, ainsi la température corporelle va redescendre en fermant le système vasculaire, donc cela sera bien meilleur pour votre sommeil (pensez en secourisme au fait de ne pas s'endormir si vous êtes en hypothermie, vous allez vers le coma de par le froid !)

L'insomnie, ou l'absence de sommeil peut apparaître après une compétition ou un entraînement intense. Pour l'éviter, il faut faire redescendre la tension par une activité cardiovasculaire modérée et de façon systématique.

Elle peut aussi se traduire par un surmenage, suite à l'accumulation de fatigue physique et intellectuelle. Elle est un signe de surmenage.

Si vous souhaitez être plus productif sur tous les plans, c'est par votre capacité à mieux récupérer, et non pas en augmentant forcément la charge de travail !

**Astuces très efficaces !**

Pour optimiser votre sommeil et votre récupération, essayez ces trois points :

Lire régulièrement quand vous êtes au calme, dans la journée et avant votre sieste après le repas, et avant de vous coucher. Une trentaine de minutes peut faire la différence pour votre cerveau, il est facile de se trouver un mauvais prétexte, ce n'est pas un réel effort, bien au contraire.

Faites une sieste tous les jours. Être capable de faire la sieste est la partie la plus importante pour se réajuster quotidiennement surtout si vous manquez de sommeil nocturne.

Une autre façon excellente d'obtenir plus de récupération physique et mentale est de développer une habitude de méditation. Toutes les méthodes sont bonnes (techniques respiratoires, bouddhisme, visualisation mentale, sophrologie, etc.)

# 13. Exercices et comportements pour tous (en tous lieux)

Ce chapitre vise à aller à l'essentiel dans la pratique des activités sportives et de votre motivation à maintenir, le tout, dans un équilibre qui est le vôtre. Volonté, simplicité, adaptation, efficacité seront mises en œuvre pour éviter l'abandon.

Il y a des comportements qui sont à tenir et sembleront simplistes, voire évidents, mais force est de constater que beaucoup d'entre nous ne les respecte pas. Je parlerai de différents publics, puis de contextes privés ou professionnels.

C'est pourquoi je donne des conseils suivant le sexe de la personne, un lieu ou une situation, avec le matériel adéquat. Le but ici sera d'assimiler que pour être en forme, nous n'avons besoin que de très peu d'accessoires, nous pourrons et devrons nous adapter à notre environnement, à l'alimentation et aux autres, autonomie oblige !

Je tiens à préciser que je m'adresse au plus grand nombre, donc je ne cible pas l'élite et des objectifs extrêmes, si ce n'est, le relatif bien-être de chacun.

# Le couple

Les deux sexes s'attirent et vivent ensemble (ou non) avec des concessions mutuelles, de la compréhension et de la tolérance, amen !

De cette union, pour la partie sport, il pourra y avoir des activités communes lorsque cela est désiré, et d'autres à pratiquer en solo, par besoin ou nécessité.

<u>Pour éviter les conflits et les jalousies, voici pourquoi les femmes perdent moins facilement de poids que les hommes :</u>

Les hommes et les femmes perdent du poids à des rythmes différents en raison des disparités physiologiques. Le corps des hommes est généralement plus gros et contient plus de muscles, et ils ont tendance à brûler les graisses plus rapidement en raison de ces deux facteurs.

Cela s'applique également aux personnes petites et en surpoids qui font de l'exercice. Par exemple, une personne pesant 80 kg peut brûler 580 kcal/h en faisant du jogging à 8 km/h, mais une personne pesant 85 kg peut brûler 700 kcal/h en faisant du jogging à la même vitesse.

Que vous pesiez plus, selon votre taille ou vos kilos en trop, vous brûlerez naturellement plus de calories durant n'importe quelle activité. Les hommes brûlent non seulement plus de calories en raison de leur taille, mais aussi par leur densité musculaire. Comparés aux femmes, les hommes ont donc au départ un rapport muscle/gras plus important.

Bien qu'une femme ne puisse brûler des calories équivalentes à celles brûlées par un homme, elle peut solliciter son métabolisme en augmentant sa masse musculaire.

Donc, il faut que madame ne soit pas réticente à la taille des muscles et modifier le rapport graisse/muscle par le biais de l'alimentation, de l'exercice et de l'entraînement musculaire pour une silhouette plus fine.

Le muscle brûle naturellement plus de calories que les graisses, même au repos (métabolisme basal). Les garçons construisent aussi des muscles plus facilement que les filles en raison des hormones masculines naturelles, telles que la testostérone.

Cependant, en faisant plus d'exercice et en incluant l'entraînement musculaire dans votre routine d'entraînement quotidien, que vous soyez une femme ou un homme vous pouvez construire plus de tissu musculaire.

## Attitude et comportement

Dans l'idéal, le couple pourra partager une ou plusieurs activités sportives dans la régularité quel que soit l'objectif, cela permet d'apporter une pérennité constructive dans la stabilité des consorts.

Puis, rien empêche que chacun fasse de son côté, ou bien d'avoir un mix des deux, il est tout à fait normal d'avoir des moments à soi pour vivre une expérience unique, chacun doit pouvoir le comprendre.

Aussi, l'un ou l'autre peut ne pas avoir d'affinité avec le sport, mais avoir une bonne hygiène de vie, cela ne gênera aucunement le couple, pas de reproches à faire, chacun gère son stress quotidien avec un ou des exutoires salutaires pour la vie à deux.

## Disciplines sportives

En premier, un sport individuel peut être pratiqué par chacun, tout en étant dans le même timing, aux mêmes heures. La salle de fitness est typique des petites, moyennes et grandes agglomérations.

Madame pourra aller en cours collectifs, et monsieur en plateau de musculation, puis rejoindre sa dulcinée pour la récupération pour un cardio ou bien en cours de stretching (bon la... la légendaire souplesse des hommes ou leurs a priori seront de l'ordre de l'exploit !)

La pratique régulière d'exercices cardiovasculaires ou aérobiques vous aidera naturellement à brûler des calories. Vous aurez tendance à développer plus de force musculaire dans le bas du corps grâce à l'aérobie, comme le jogging, la randonnée, la natation et la danse aérobique.

Les garçons perdent du poids plus rapidement que les filles avec ce type d'exercice aussi parce qu'ils portent plus de muscles. Toutefois, dans la pratique, les femmes peuvent développer suffisamment de force et d'endurance, et elles peuvent brûler régulièrement des calories pour perdre du poids et le maintenir.

En second, le choix d'un sport collectif, en équipes (volley, handball), sera tout aussi excellent avec des valeurs dirigées sur l'esprit de groupe, rien n'empêchera pour le *fun* d'être adversaires (délicat dans la pratique, bien des sports ne se pratiquent pas en club de façon mixte, exemple avec le rugby).

Enfin, en binôme, optez pour le vert, l'oxygénation, la forêt, la montagne, avec un dénivelé moyen pour commencer, l'altitude au-delà de 2500m sera plus difficile. Par contre, au retour en plaine, vous serez chargé d'hématies (globules rouges), vous aurez une meilleure respiration et envie de déraciner un chêne !

Donc tout est bon à prendre, il sera conseillé sur le plan de l'équilibre physiologique, d'avoir du cardiovasculaire, puis du renforcement, et enfin de la souplesse et mobilité.

**Matériel et accessoires, vêtements**

Cela sera assez simple, on prendra l'équipement de la discipline, avec des vêtements adéquats suivant la saison, préférez des habits légers et bien micros aérés pour mieux refroidir, et sans la gêne de la transpiration !

Les matériaux conseillés tels que le Tencel (fibre cellulose très respirante), la laine Mérinos pour l'hiver (thermorégulation et ne prend pas les odeurs), le Supplex (polyamide avec élasthane) pour son confort et ses propriétés proches du Goretex.

Et, si votre domicile vous permet d'installer du matériel de renforcement et/ou cardio, cela est un idéal en gain de temps, mais attention, cela ne doit pas devenir un « entrepôt », c'est pour bosser un minimum et surtout quand votre vie vous limite en temps !

**Alimentation**

Je vous renvoie aux chapitres concernés de l'homme et de la femme.

Toutefois, une alimentation compatible aux deux est souhaitable, seules les quantités changeront. Pensez à être au calme et prendre votre temps, vous êtes adultes, donc ne mangez pas forcément par habitude aux heures sociales et fixes des repas.

Si vous n'avez pas d'enfants, mangez comme les mammifères, quand vous avez faim, et sans grignotages entre les repas. Dans le cas où l'un doit suivre un régime et suivi médical, soyez respectueux de l'autre et accompagnez le(la) pour l'aider, je parle de soutien sans pour autant suivre la diète.

## Les messieurs

La gent masculine avec sa génétique aura une réponse rapide sur le plan physique et hormonal, par un entraînement régulier et adapté.

Nous pouvons donc dire que sur l'approche des résultats physiques, de force, de masse musculaire et d'esthétique, tout est possible et sans trop de complications. Bien sûr, selon le vécu, l'âge, la santé générale, et surtout, la motivation de la personne fera la différence, les résultats sur soi seront ressentis assez rapidement, sur le plan visuel et esthétique, intérieurement, et sur la qualité de vie en général.

**Attitude et comportement**

L'homme moderne a cette fâcheuse tendance à s'emballer, être impétueux, et excessif dans ses décisions. Je m'explique, il est facile d'être motivé au départ d'une décision et d'un projet.

Mais, il sera plus compliqué de maintenir cette motivation à long terme, car en pratique, certains auront la révélation de leur vie quant aux efforts à donner. Surtout sur l'aspect répétitif, tout dépendra de l'approche, de l'esprit de l'individu (combatif, nonchalant, négatif), et de son profil social (actif, sédentaire, engagement communautaire), et aussi de son approche et sa réticence sur l'activité physique proprement dite.

Sa fierté en général sera salutaire, d'abord face à sa tribu et son entourage, puis par le fait d'être « jugé » et en compétition, et enfin intrinsèquement, ce dernier point sera le meilleur pour le long terme.

L'homme est simple et efficace, bien souvent trop direct, et il vise l'objectif sans concession, c'est bien le problème majeur qui conduit à un échec certain sur le plan sportif. Ce côté excessif dissimule trop souvent la difficulté, et le désir de brûler les étapes.

Donc, le mieux sera de se fixer des objectifs réalisables par paliers, ils seront accessibles au niveau de départ de la personne, ils permettront « *step by step* », de s'auto-congratuler pour passer à l'étape suivante. Ainsi il confortera l'idée première d'avancer pour ne pas revenir en arrière.

C'est pourquoi, messieurs, du fait de votre avantage métabolique et hormonal, rester simple, motivé, mais par la progression. Puis, il est clair que le rapport 60/40 voir plus, de l'alimentation et de l'entraînement feront des miracles, l'un ne va pas sans l'autre !

Soyez clairs dans vos objectifs, qu'est-ce je souhaite ? : « la forme générale, la perte de poids, la prise de masse musculaire, la préparation physique à un sport ou une activité, musculation de compensation d'un sport, la compétition, renforcement post-thérapie ».

Et, en fonction de votre objectif, du type d'activité, de votre vie, il découlera une méthode, une alimentation, et un état d'esprit, donc, savoir se remettre en question.

**Disciplines sportives**

La testostérone permet aux hommes de développer les muscles squelettiques plus grands ainsi que le muscle cardiaque. Ils ont également une plus grande proportion de fibres musculaires de type 2 (puissance, force, vitesse). Il y a augmentation également de la production de globules rouges, qui absorbent l'oxygène, ce qui donne un avantage aérobique.

Comme expliqué précédemment, l'objectif déterminera les types d'activités compatibles avec votre personne, voici votre approche synthétique ci-après.

## *Pour la perte de poids*

Les hommes ont l'avantage de pouvoir brûler les graisses plus rapidement que les femmes en raison des différences hormonales et de masse musculaire. Pour perdre de la graisse, vous devez brûler plus de calories que ce que vous consommez chaque jour.

Faites ceci en ayant à la fois un entraînement avec charges additionnelles pour augmenter votre masse musculaire, ce qui va augmenter votre métabolisme et vous aider à brûler les graisses. Et un exercice cardiovasculaire constant pour brûler une quantité significative de calories pendant chaque séance d'entraînement.

La meilleure façon pour brûler les graisses est de faire de l'exercice régulièrement et de suivre de saines habitudes alimentaires.

Incorporez toutes les activités cardiovasculaires en intérieur et extérieur (jogging, marche rapide, vélo, natation, zumba, cours de fitness, tapis de marche, elliptique, stepper, entraînements boxe + *light* combat et *shadow*, art martial).

C'est la base de la base, puis il faudra rajouter de la musculation pure visant à renforcer votre charpente, protéger vos articulations, et augmenter votre métabolisme basal. Préférer des exercices en circuits alternés (de 4 à 8 mouvements enchaînés sans temps d'arrêt), et aussi des mouvements adrénergiques, qui sont gros consommateurs de calories (squats, soulevés de terre, fentes, épaulés jetés, arrachés, travail avec sangles TRX).

Le tout en séries longues (de 15 à 30 répétitions), les temps de récupération seront incomplets (entre 45 secondes et 1,30 minute).

## *Pour la prise de masse musculaire, hypertrophie, volume (hors version compétitive : culturisme)*

Les choix seront très ciblés et inévitables pour cet objectif très convoité du mâle moderne !

La toute première solution, si le candidat possède les connaissances ou le partenaire d'entraînement, est de pratiquer sa musculation à domicile. Un quota minimum de 3 séances hebdomadaires sera nécessaire sans dépasser les 6, sans compter de faire attention s'il y a d'autres activités sportives qui pourraient contrarier la prise de masse (je parle de surentraînement, et/ou trop d'activités cardiovasculaires).

Aussi, il faudra veiller scrupuleusement à ne pas dépasser un temps de séance de 2h (normalement en 1,30h c'est bouclé si l'on a coupé le mobile). La périodisation du training répondra à une logique implacable annuelle, une période de masse (variable et pouvant aller de 1 à 3 mois ou plus), une période courte de force pour stabiliser le muscle et le densifier (de 2 à 6 semaines), puis une période dite de sèche ou définition, très variable suivant l'objectif et la réponse physiologique de l'individu.

Et, il est tout à fait possible d'avoir deux périodes de masse dans l'année, la logique ultime sera de prendre une bonne qualité musculaire, et un équilibre des symétries du corps, mais attention, on parle de masse sèche... donc, mieux vaut gagner à terme 4 kg de muscle, plutôt que 7 avec un maximum de gras, auquel cas, catastrophe pour l'énergie et fatigue à perte sèche !

En seconde solution, direction la Mec, la salle d'entraînement des gladiateurs, vous savez, là où il y a ces bruits de fontes inégalables, l'odeur piquante de la transpiration, et des gémissements (parfois douteux !) à souhait.

Eh bien, c'est une très bonne solution, car le simple fait de payer un abonnement motive à ne pas abaisser le clignotant pour le canapé. C'est un lieu qui motive bien son égal à la vue des autres camarades, avec une belle attitude corrective devant les panneaux de glace. Le renvoi de son image et bien là pour se corriger et perfectionner le mouvement sous tous ses angles.

Pour la partie masse, les temps de récupération ne dépasseront jamais 3 minutes ce qui est déjà long, elle sera donc toujours incomplète et se rapproche souvent des 1,5 minute entre les séries (saturation du muscle entre 7 et environ 12 reps).

Pour la force, pas du tout la même musique, les temps de repos sont de 3 à 6 minutes faciles, la récupération est complète du fait que le pratiquant travaille à une intensité allant de 88% à 100% du maximum (de 1 à 5 reps).

Pour la période de définition, on revient sur la récupération incomplète, mais en plus extrême, souvent comprise entre 45 secondes et 1,5 minute ; toutefois rien empêche dans cette sèche, de rester sur le même nombre de séries et répétitions que la masse (8-10 reps), il y aura juste à réduire le temps de repos.

En outre, je recommande en sèche, le *Power-training*, qui est une méthode radicale pour conserver la densité musculaire, et taper dans les gras. Le principe est de rester en force en appliquant la méthode du circuit training, mais sur de grosses chaînes musculaires (squats, soulevés de terre, épaulés, presse) ; car qui dit force, dit de ne surtout pas charger sur des segments mono articulaires (ex : biceps, triceps, épaules...), le risque est grand en séries lourdes pour les tendons et articulation.

Toutefois, la méthode du super-set (cumul de séries de plusieurs groupes musculaires agonistes et antagonistes), en séries plus longues sera plus protecteur, ou en mixant (ex : squat 5 reps à 90%/ développés nuques 8 reps à 60%, *curls* haltères 8 reps à 60%, triceps nuque 10 reps à 50% du max), aucun temps de repos entre chaque exercice, le tout sur 5 sets ou séries.

Je tiens à mentionner que l'exécution d'un exercice ou d'un mouvement doit se faire dans une amplitude complète et dans le respect de l'angulation de l'articulation ou du mouvement. Et, la vitesse d'exécution doit être contrôlée, pour espérer bénéficier d'un rendement maximum à l'effort, et éviter les mouvements trichés de fin de séries, qui se retrouvent bien trop souvent dès le début du mouvement (méthode connue qui, justement sans contrôle, donne de mauvais réflexes conditionnés à l'effort).

**La condition physique générale**

Je vous conseille ici, un mix des lignes précédentes sur la partie « perte de poids » et « prise de masse », mais avec une connotation appuyée sur le cardio.

Après, dans le temps et avec une redéfinition de vos objectifs, vous pourrez adopter de nouveaux buts et étapes, qui vous conduiront à vous essayer peut-être vers d'autres sports et activités.

Je vous conseille la pratique d'un art martial de votre choix (boxe thaï, karaté, jiujitsu...), visant simultanément plusieurs qualités (force, vitesse, souplesse, explosivité) à raison de deux trainings par semaine, puis un jour de décrassage par des activités cardios avec impact (jogging en forêts et trek), et sans impact (natation, aviron, vélo). Enfin, vous pourrez revenir à un entraînement ou deux au maximum de musculation d'une heure environ, vous adapterez.

**Matériel et accessoires, vêtements**

Pour le matériel à domicile, prévoir une barre de traction, une barre d'environ 1,75 avec 80 kg de poids variés, par expérience vous pourriez tout travailler.

Il sera convenable de rajouter un banc de développé couché, éventuellement une station de travail comprenant, le tirage dos, un legs extension pour les cuisses, un legs *curls* pour les ischios, pour les plus chanceux en place, deux trépieds réglables de 1,90 m ou une cage à squat. Prévoir un jeu d'haltères de 20 kg réglables.

Et c'est largement suffisant pour la salle à domicile.

Vous serez habillé léger, vêtements près du corps et riches en microfibres, si vous vous entraînez en extérieur, prévoir en plus un coupe-vent suivant la saison, jamais de sur-couches.

Prévoir les gants pour la musculation, et attention aux types de tennis compensées que vous utilisez, j'ai déjà vu des accidents aux squats avec des tennis au gel, il y eut une perte de stabilité et un écrasement du gel dû à la charge !

**Alimentation**

Tant que vous ne faites pas de culturisme (bodybuilding), garder une alimentation saine et équilibrée comme vu précédemment, mais avec un apport protéique de 1,5 à 2 grammes par kilos de poids de corps, et une supplémentation en BCAA et ZMA, et une petite cure éventuelle de créatine pour la prise de force et une meilleure récupération.

Il faut prévoir un apport hydrique en conséquence, soit 2 à 3 litres par jour, tous liquides confondus (eau + eau des aliments), et si vous êtes exposé en plus à la chaleur, l'été et plein four, c'est un litre par heure de compensation (petites gorgées pendant l'effort, et correctement entre les repas).

# La gent féminine

Tout comme le monde du travail, le sport a historiquement fonctionné pour définir la masculinité et la féminité.

L'excellence masculine a été encouragée et même exigée, mais pour les femmes, en particulier dans les sports de contact et de musculation, elles tendent encore à être traitées avec suspicion.

Le renforcement de la participation des femmes dans le sport, qui est inférieure à celle des hommes, est une part importante de la politique sociale et culturelle. Il ne s'agit pas seulement de promouvoir la santé, mais aussi le droit de participer pleinement à la vie sociale.

Bien heureusement, les femmes aspirent à une liberté bien méritée et surtout, plus de temps pour elles, pour leur épanouissement, mais aussi pour mieux supporter les différences dans la société, et ne plus avoir cette étiquette de sexe faible !

**Attitude et comportement**

Comme si cela ne suffisait pas, encore une fois, la différence est de taille sur la partie physiologie sportive dans le rapport homme/femme.

Les différences sportives entre les hommes et les femmes ont beaucoup à voir avec les caractéristiques innées déterminées par la génétique et les hormones. Il s'agit notamment de la taille, du poids, de la masse musculaire, de la graisse corporelle et de la capacité aérobique.

Les femmes ne courent pas, ne sautent pas et ne nagent pas aussi vite que les hommes. Elles sont également plus assujetties à certains types de blessures sportives que les hommes.

En raison du niveau d'œstrogènes plus élevé, elles ont plus de graisses corporelles que les hommes. Pour exemple, les athlètes féminines les plus maigres, telles que les coureuses de marathon, ont un taux de graisse d'environ 8 %, contre 4 % pour leurs homologues masculins.

De plus, le corps des femmes est moins musclé, et leurs articulations sont plus souples, ce qui leur donne une plus grande amplitude de mouvement, et là, c'est un avantage dans les sports comme la gymnastique.

Le bassin féminin plus large affecte aussi l'alignement et le mouvement des extrémités.

La pratiquante est plus susceptible de se blesser sur les articulations comme les épaules et les genoux. Les muscles des épaules sont plus faibles et les tissus de soutien plus lâches, ce qui signifie que l'articulation est moins stable que l'homme.

De plus, le taux de blessures du genou et sur le ligament croisé antérieur (LCA) est significativement plus élevé chez les athlètes féminines. En s'entraînant correctement et en renforçant les muscles péris articulaires, elles peuvent prévenir de telles blessures.

Dans la performance et avec une bonne préparation, les disparités s'amenuisent pour s'équilibrer entre les deux sexes, si l'intensité reste majeure pour la femme.

Par exemple, dans des sports comme la course à pied, une femme qui est en forme et bien entraînée peut surclasser un homme qui ne l'est pas.

Dans les compétitions de tir et en équestre, l'équilibre physique et la concentration mentale sont essentiels, les femmes sont alors les rivales de l'homme.

La psychologie du coaching s'applique aux deux sexes sur l'aspect compétitif, il y a donc des différences, et non des avantages.

Chaque individu est différent et a besoin d'être respecté et coaché en tant que tel. Comparativement aux athlètes masculins, les femmes ont tendance à être plus ouvertes à l'entraînement et à de nouvelles façons de faire les choses.

Dans l'ensemble, les femmes semblent vouloir faire plus plaisir aux coachs que les hommes, elles sont beaucoup plus disposées à donner du cœur à l'ouvrage.

Les hommes s'opposent parfois au coaching, surtout s'il s'agit d'une contrainte. Lorsque le style coercitif est utilisé, de nombreux hommes cherchent à prouver que l'autre a tort, alors que les femmes peuvent avoir tendance à se fermer lorsque cette approche est utilisée.

Suivant les statistiques et dans la pratique, la confiance en soi est plus évidente chez l'homme, tandis que la femme est plus réservée sur ses capacités.

Il faudra donc être ouverte à une critique constructive (plutôt que désobligeante), si vous passez par un coach !

**Disciplines sportives**

Donc, je reviens vers les fondamentaux féminins, ils sont de rigueurs, puisqu'ils répondent au tempérament de la génétique, expliqués précédemment !

Le cardio, c'est certain, mais la musculation féminine, l'est encore plus ! Rappelez-vous, plus de masse musculaire (longiligne) sera le saint-Graal de votre dépense énergétique, vous augmenterez votre métabolisme et brûlerez plus de calories.

Mettez cette fichue balance de côté, disons juste pour un contrôle hebdomadaire ou de l'impédance mètre pour le taux de gras global. Vous désirez en général être plus mince, donc c'est le bon chemin, donc, pensez au mètre couture pour les mensurations, et aux vêtements d'hiver (l'idée étant de perdre de la taille et de flotter quelque peu dedans).

Le contrôle au pied du lit et devant la glace, c'est bien, le ventre est plus plat (attention à votre période menstruelle, ce n'est pas le top pour beaucoup, ventre dur et gonflé...).

S'il vous plaît, le poids est secondaire, basez-vous essentiellement sur le visuel, le bien-être et la patience ! (je me suis trop battu pour faire comprendre ce contexte assez simple du poids).

## Dans les grandes lignes, je vous conseille

- 3 séances d'activités cardiovasculaires de votre choix de 1h30 à 2h (ex : lundi, mercredi, vendredi), pour des disciplines collectives ou en solo, cours fitness adrénergiques, jogging, natation, vélo, elliptique, rameur, handball, volley, danse gymnique ou autres, ou arts martiaux à dominante énergétique (pas de plongée, nulle en dépenses caloriques) ;
- 2 séances de renforcement musculaire, entre 1h et 1h30 (ex: mardi & jeudi), avec une séance de pure musculation dirigée sur le raffermissement et la perte de poids, et un cours fitness de type *pump* (dirigé renforcement) ;
- 1 séance de mobilité, stretch, yoga, Pilates, taï-chi (attention, pas immédiatement derrière un cours, sinon risques de blessures, cela n'enlève pas les courbatures).

**Matériel et accessoires, vêtements**

- Prévoir une balance à impédance pour suivre votre évolution (poids, masse grasse, masse maigre, masse hydrique, masse viscérale, masse osseuse)
- Ceinture ou sudisette de sudation pour la taille et le massage local, cela procure une accélération de la perte adipeuse à l'effort (pas par la sudation, mais par l'effet massant)
- Voir un podologue pour une bonne paire de tennis à votre pied (pronateur ou supinateur)
- Vêtements adaptés à la transpiration en salle et en extérieur
- Gants pour la musculation
- Cardio fréquencemètre pour le calcul de la zone cible pour votre activité aérobie
- Serviette éponge pas trop grande pour la salle
- Humainement et idéalement, un ou une partenaire sérieuse (très bon *deal* !)
- Tupperware pour transporter votre préparation alimentaire (travail ou autre)

- Corde à sauter (un *must*... facilement transportable)
- Élastibandes, pour le renforcement haut et bas du corps
- Petites haltères de 2 à 4 kg pour la maison

**Alimentation**

Pour beaucoup, les régimes alimentaires ne fonctionnent pas très bien et certaines personnes trouvent que le fait d'apporter de petits changements à la façon dont elles mangent chaque jour mène à plus de succès, même si la perte de poids est plus lente.

Direction le placard de la cuisine et le réfrigérateur. Il est si difficile de rester en bonne santé si l'on garde des aliments tentants. Apprenez ce qu'il faut garder et ce qu'il faut jeter.

Évitez les régimes et apportez du changement. Plus tôt que de changer votre façon de manger du jour au lendemain, utilisez des conseils pour manger sainement afin d'apporter de petits changements sans suivre véritablement un régime. (Régime, diète = professionnel = souffrance).

Si vous êtes plus sensible pour une approche structurée ou un régime alimentaire, alors concentrez-vous plus sur la taille des portions, la façon de compter les calories et de choisir le régime qui vous convient le mieux.

Commencez par calculer vos besoins caloriques et s'en servir pour perdre du poids. Au féminin, vous aurez une moyenne d'apport calorique de 1 200 à 1 600 calories par jour, mais nous avons tous des besoins différents.

Il sera souhaitable de connaître son besoin calorique journalier (métabolisme de base + activités). Puis, commencez à surveiller la taille de vos portions (protéines, graisses, féculents, légumineuses).

Le comptage des calories est une autre façon pour s'assurer que l'on ingère moins que ce que l'on brûle. Attention toutefois à l'obsession, cela doit rester juste informatif pour mieux vous situer.

Pour maintenir une perte de poids, il est important de changer lentement ses habitudes et de choisir des activités que l'on peut se voir faire à long terme, l'auto surveillance est d'apprendre à suivre vos progrès.

Si possible, essayez de tenir un journal alimentaire, le fait de savoir que vous devez écrire, ce que vous mangez, vous fait réfléchir à deux fois avant de faire un choix.

Pour de bons résultats, plus le régime alimentaire est constant, plus l'on est susceptible de maintenir la perte de poids pour le très long terme. Être constant ne signifie pas que vous devez suivre le même régime forcément tous les jours.

**Quelques petits conseils à méditer**

Planifiez un repas de triche plutôt qu'une journée *off*, car manger ce que l'on veut peut conduire à des excès qui peuvent se manifester sur la taille. Prévoyez plutôt de manger quelque chose que vous aimez une fois par semaine, restaurant avec les amis ou seule avec les enfants.

La chose la plus importante que vous faites lorsque vous mangez sainement est d'être préparé mentalement, cela veut dire qu'il faut avoir des aliments sains pour ne pas être tenté d'aller au *fast food*, planifier la façon dont on va s'occuper de la table, et de savoir se contenter de peu lors d'une sortie.

N'abandonnez pas. Il est humain de craquer, mais certains s'en servent comme excuse pour cesser de fumer et revenir à des comportements malsains. Pardonnez-vous et reprenez le train, si vous êtes régulier de toute façon, un écart ne fait pas grand-chose, au contraire, votre métabolisme va brûler deux fois plus ce qu'il n'a plus l'habitude de recevoir.

## *Les points clés de votre réussite alimentaire*

- **Le bannissement**

Oui, bannissez dès que possible les régimes trop stricts de types hyper-protéinés, ils fonctionnent rapidement, mais ils détruisent à vie votre processus d'assimilation et de dégradation des aliments, en clair, il faut être suivi impérativement par un spécialiste de santé.

Pour simplifier, vous devez continuer à manger, mais avec un comportement adapté, réfléchi, sans être dans la privation, en plus, vous le savez, nous sommes tous uniques, une diète peut convenir à la voisine, et n'avoir aucune incidence chez vous voire pire. Ce qui nous amène au point suivant.

- **Concentration et révélation**

La révélation dans ce cas, est la réalité de votre attitude et de votre conditionnement à manger sur ce que vous pouvez avoir. J'ai constaté que, systématiquement, la plupart des gens sont « concentrés » sur les mauvaises choses, ici, sur ce que vous ne pouvez pas avoir !

Il faudra alors rediriger votre détermination et cette fameuse concentration, sur les aliments bénéfiques sur le plan des nutriments, et ceux qui rassasient, et je peux vous dire que la liste permet d'en sélectionner un grand nombre à votre personnalité.

- **La bonne attitude**

Trop de gens développent l'attitude du tout ou rien. Cela est préjudiciable à long terme, si vous aimez la sauce dans beaucoup de plats, il faudra trouver l'alternative.

Rien ne vous empêche par exemple, pour les féculents, de rajouter des légumes verts, ce qui sera aussi plus digeste, ajouter un filet d'huile d'olive, des épices, et certaines protéines tels du thon, crevettes, tofu...

Ensuite, modifiez votre faim, si vous êtes sincères avec vous-même, vous connaissez très bien votre niveau de faim, c'est comme la soif, n'attendez pas d'avoir trop faim, ainsi, vous mangerez une plus petite quantité. Puis très important, le temps que vous vous accordiez pour le repas. Si vous êtes trop pressée, alors, si en plus d'une grosse faim, vous mangez trop rapidement et « goulûment », dilatation de l'estomac, gazes, mauvaise digestion et surplus de calories.

D'où, prendre un minimum de temps au calme, si cela n'est pas possible, alors petite collation équilibrée.

**Organisation**

Si vous avez un objectif, il doit y avoir un plan ! Si vos objectifs sont à long terme, c'est mieux pour la « planification » et la faisabilité.

Si l'objectif est à court terme, il doit être lui aussi, accessible et réalisable, cela peut-être sur une semaine, 1 mois, ou 6 mois. Eh oui, je me répète, cela ne vous rappelle-t-il pas le principe d'entraînement ?!

Donc, si votre plan est plutôt décousu, prenez des notes dans un calepin, sur votre smartphone, elles seront votre ligne de conduite à tenir. Ainsi, positivement, vous pourrez passer d'un objectif à l'autre avec une satisfaction dans la réussite de vos micro-objectifs.

Par exemple, challengez un objectif de 800 grammes de perte de poids, par semaine, soit un 3,2 kg le premier mois, et sincèrement, c'est facilement réalisable sans être dans la souffrance.

- **Ha le petit déjeuner !**

Beaucoup de controverses sur ce premier repas qui devrait le rester, ou pas !

Je vais fermer le sujet à des fins de prévention pour la santé de tous, en effet, certains qui ont une bonne hygiène de vie, partent le ventre vite et vont très bien, ils n'ont pas forcément leur glycémie ou pic aux mêmes heures que vous. Ils répondront peut-être aussi plus à l'alimentation dite « mammifère » (manger équilibré seulement lorsque l'on a faim).

Donc, mangez au petit déjeuner, oui, mais attention !

Il sera bénéfique d'ajouter de bonnes protéines et moins de sucre, nous éviterons ainsi un pic de glycémie réactive en milieux de matinée, avec coups de fringales, essayez de retirer les céréales de supermarchés avec sucres ajoutés, préférez les céréales complètes, pain de quinoa, épeautre, et environs 30 g au maximum de protéines (jambon maigre, omelette, avocats..), vous aurez une meilleure gestion de la faim, une régulation pour toute la fin de la journée.

- Je coupe les féculents pour prendre des smoothies… Malheur !!!!

Certains, pour perdre plus rapidement, optent pour le retrait complet des hydrates de carbone (féculents), ou même certaines protéines (viandes animales), mais aussi les lipides.

Le seigneur ou la nature a voulu un équilibre et une synthèse, une cohésion participative entre les aliments et leur dégradation en nutriments. En exemple, les bons lipides (omégas 3) participent à la synthèse des protéines, donc les couper serait une catastrophe pour votre équilibre, vous iriez directement sur les carences et leurs implications (fatigues, blessures, stress, diabètes...)

Et, le côté tendance des smoothies, est plutôt sympathique dans l'idée, mais, mais…

Qui dit commerce, dit rentabilité et production, et rendre dépendant le consommateur. Il n'y a pas forcément le bon mélange de nutriments et fibres, et souvent appauvris en apport protéique.

Normalement le smoothie doit s'auto suffire en adjonction de sucres, s'il y a des fruits. Mais malheureusement, beaucoup auront la présence d'édulcorants, donc attention. Cela dit, mieux vaut prendre un smoothie plutôt que de sauter un repas dans la fin, choisissez bien !

- **Fruits et légumes à gogo ?**

Pas vraiment, et encore une fois, bon sens et équilibre. Si les fruits sont riches en fibres et vitamines, ils le sont aussi en sucres, donc attention à la quantité selon votre type d'alimentation, surtout si vous substituez d'autres aliments pour compenser avec le fruit.

L'indice glycémique est intéressant pour se situer (la fraise est très peu calorique, et faible en sucres par exemple). Une hygiène de 4 à 5 fruits et autant en légumes dans la variété sera intéressante au quotidien, et certainement moins pour celles qui ont déjà d'autres apports en fibres et sucres des aliments.

PS : manger une pomme 20 minutes avant le repas lance le processus de digestion et l'augmentation des sucs gastriques, vous aurez moins faim et une meilleure digestion.

- **Hydratation**

Mais il nous soûle avec son eau, eh oui, désolé, c'est la base, l'eau est la vie, et c'est 65% de votre corps. Buvez entre les repas, et pas plus de deux verres d'eau à table pour une meilleure digestion.

Boire suffisamment 20 minutes avant votre repas vous aidera à avoir moins faim dans votre bol intestinal et dans la tête.

Le manque d'eau signifie : rétention (la cellulite adore), maux de tête, élévation de la température corporelle, crampes, irritabilité, fatigue, oxydation de la cellule, tassement des disques intervertébraux, stress et anxiété, troubles ophtalmiques, infections urinaires, calculs rénaux... Sympathique non !!

Vous pourrez augmenter votre apport hydrique par certains aliments plus riches que d'autres (courgette, pastèques, concombres, brocolis, tomates, céleris, potirons, pamplemousses...).

- **Supplémentations**

Que l'on se le dise, l'alimentation devrait pouvoir tout apporter, y compris la perte de poids et le renforcement musculaire avec l'entraînement qui va avec. Si le produit miracle existait, nous le saurions et il serait indisponible, voir côté en bourse au Nasdaq !

Par contre, un apport intelligent en CLA ou acide linoléique conjugué peut aider à lutter contre la glycémie, la perte de masse maigre, et favoriser la perte de poids.

Le chitosan est une algue intéressante, qui capte une grande partie des lipides et les re-dirige dans les selles, cela aidera à l'accélération de la perte adipeuse, mais attention à ne pas en prendre avec du CLA, qui sont des omégas 3, le chitosan capte celui-ci et annulerait ses effets, donc, ne pas associer sur la même période.

Tenez-vous pour dit que seul votre comportement fera la différence, la supplémentation aidera si vous jouer le jeu (qui n'en est pas un), jusqu'au moment où vous arrêterez, car ils n'auront plus d'effet sur vous.

Le meilleur effet, c'est l'assiette : et la TAILLE de celle-ci, mangez dans de petites assiettes vous incitera à réduire les volumes de nourriture, et par une bonne mastication, prenez le temps de manger, et je vous assure que ça va payer.

- **Le joker et la pesée**

Rien ne vous empêche d'avoir une journée *off*, comme le week-end ou autre, pour votre plaisir, mais là encore, c'est réfléchi, il n'y aura plus la quantité d'autrefois. Vous vous orientez sur le plaisir gustatif et de jouir de l'instant plaisant.

La pesée, ne dépassez jamais 2 fois par semaine, le lundi et le vendredi matin sont bien, fin de semaine pour l'analyse de votre régularité, et le lundi, suivant les écarts du week-end.

N.B. : Le corps est bien fait et sait repérer une famine, ne vous alarmez pas, en début de changement d'alimentation, il est fort probable que vous ne perdiez que très peu selon vos objectifs.

Votre corps ne lâchera prise que quand il s'apercevra qu'il ne manque de rien dans la finalité, en fait, cela fonctionne par paliers. Gardez confiance !

## *Vacances & voyages*

Voici un moment tant attendu et bénéfique à tous en recharge. Il sera attrayant de s'essayer à de nouvelles pratiques et régions, pour soi, à deux, entre amis, en famille.

La problématique, et dans l'intérêt de l'individu en quête d'activités sportives, sera : comment, où, avec qui, solo, les enfants ?

Il suffira de s'adapter aux autres et ses proches, mais le plus important, c'est de parler, communiquer et planifier pour un voyage réussi !

**Attitude et comportement :**

Le premier facteur, le désir. Puis viendra la réflexion du : où ? Selon les finances, le temps disponible. Si vous êtes seul, tout est plus facile pour la logistique.

Si l'on est en famille, pas de soucis normalement, on se met d'accord et les enfants suivent, ils sont en général partant pour le *fun* (si vous l'êtes !)

Dans le cas d'une restriction financière, on visera une distance plus appropriée, dans son pays, et tant qu'à faire, visez le dépaysement !

Il faut penser à la période de vos congés, hiver, automne, été, cela n'est pas anodin, puisque les activités varieront, plairont ou non. Il sera légitime de choisir un lieu qui permettra à tous de s'y retrouver, soit par le côté pluridisciplinaire, soit par l'approche nature et grands espaces.

Si vous pratiquez régulièrement une ou des activités à l'année, il est très bien de couper les habitudes par la découverte, et l'activité dite « d'oxygénation », l'esprit aime se ressourcer et sentir que le corps se régénère avec des activités de pleine nature.

Surtout un conseil, apprenez à déconnecter complètement, c'est-à-dire de poser les problèmes sur la table de la maison. Car nous passons tous par-là, pression au travail, stress, fatigue de vie moderne et de la ville. Le bénéfice est incomparable pour la prise de décisions ultérieures, je m'explique :

Si vous allez bien, partez, bouger est nécessaire. Si vous êtes en stress ou en quasi dépression, alors, cela est « impératif ». Par exemple, dans le cas d'un métier à responsabilités, où le contact est obligé pour la consultation et l'aide à la décision, prévenez votre équipe ou la direction, que vous serez sans connexion sur 5 jours.

Et coupez les ponts, n'oubliez que l'on parle de vous, de votre famille, et de votre capital santé (mentale, affective, psychologique et physiologique), je peux vous affirmer que cette liberté n'a pas de prix, n'oubliez pas que vous avez le choix, responsabilisez les autres, déléguez, faites-vous respecter en ce sens, et ne vous justifiez pas, si vous avez osé dans le sport, vous pourrez dans la vie professionnelle.

Il pourra toutefois y avoir des discordes en famille, car tout le monde n'est pas sportif, si monsieur aime exclusivement la musculation en salle, et madame surtout les sorties dans la verte, il faudra faire quelques concessions. Chacun a le droit modérément à son épanouissement, mais il faudra se retrouver, on ne doit pas être dans l'excès.

**Disciplines sportives :**

- En toutes saisons, vous pourrez opter pour les centres et villages de loisirs équipés d'une régulation thermique constante à plus de 20°C, tous les équipements seront là, c'est un gros plus pour le dépaysement et le confort (choix de différents budgets). Allez à la montagne, l'été, c'est vraiment intéressant, les activités de pleines natures sont maintenant légion (via ferrata, tyrolienne, rafting, escalade, vol à voile, parapente, trekking, marche nordique...). De plus, vous aurez souvent l'affluence qu'au niveau de la mer, et surtout, on dort mieux, les nuits sont fraîches.

- Soyez prévoyant d'une année à l'autre pour bénéficier de meilleurs prix, et pour la disponibilité pour les voyages exotiques ou à connotations sportives (raides, camps de survie, tourisme en VTT). Si vous êtes solo, les plans de dernières minutes pour le transport sont vraiment optimaux sur le facteur « discount ».
- Au niveau de la mer, optez pour des activités inhabituelles et à sensations, *hobie cat* (petit catamaran très rapide), le *paddle* quant à lui vous fera travailler votre proprioception et votre gainage abdominal. Et une petite pincée de ski nautique ou de mono révélera votre endurance musculaire. Dans le zen, faites de la plongée, inégalable, le seul effort sera de prendre le bloc de plongé du quai au bateau, et de sortir de l'eau.
- Vous avez besoin de votre dose de fitness et musculation, il est aisé de trouver une salle dans un complexe, en ville, à l'hôtel et des cours collectifs, il faudra donc sur votre parcours touristique, sélectionner les lieux ayant ce service.
- Vous êtes désireux(se) d'apprendre de vous, des techniques ancestrales et appliquées aux professionnels du secourisme et aux militaires, un bon stage de survie vous remettra d'aplomb sur les fondamentaux à connaître, savoir gérer une situation de stress, seul ou en groupe et suivant le contexte climatique et géographique, vraiment, essayez cette expérience, on en ressort grandi.
- Vous êtes adepte du camping-car ou VR (*Vehicul recreatif*) aux USA et Canada, c'est un excellent choix vous permettant de vous déplacer avec une plus petite maison et un grand confort. Il va falloir planifier le trajet et les haltes,

car, au contraire du Canada et des USA, la France n'est pas encore optimisée au mieux pour le confort et l'électricité des parkings dédiés.

**Matériel et accessoires, vêtements :**

Pour les inconditionnels de leur condition physique et a minima, dans le sac de voyage, la corde à sauter, des sangles de type TRX ou autres pour le travail en suspension, et c'est tout, vous serez au maximum à 2,5 kg.

- Tennis bien amorties et chaussures adaptées de haute ou moyenne montagne avec maintien des chevilles et malléoles (textile pour l'été, cuir et Goretex et matériaux imperméables et respirants pour l'hiver).

La trousse de premier secours pour la famille ou au moins le minimum pour les premiers soins, prévoir aussi de l'aloe vera pour les coups de soleil en été comme en hiver. Rajouter des pastilles de micro pures pour la désinfection de l'eau, voire un système de filtration portatif pour dépanner.

- Carte de la topographie du terrain où vous serez, avec une boussole, prévoyez en plus un téléphone à la norme IP68 (norme militaire, étanche, antichoc, 3g/4g).
- Si vous partez, disons plutôt à l'aventure, prévoyez un matériel léger de survie, basez-vous sur les 5C : couvrir (bâche couverture en laine), couper (un couteau répondant à des tâches diverses), combustion (briquet Bic ou *firesteel*), contenir (gourde et récipient), cordage (de montagne et para-corde).

**Alimentation**

Il faudra vous préparer, on n'est jamais mieux servi que par soi-même, si vous voyagez en voiture, prévoyez un sac isotherme avec par exemple :

Œufs durs
Fruits frais

Légumes crus
Yogourt
Sandwichs préparés
Boissons protéinées prêtes à boire
Bouteilles d'eau fraîches et/ou congelées
Aliments secs sous emballages

Emballer plusieurs de vos aliments secs préférés est aussi une excellente idée.

Il sera facile de se laisser emporter par l'excitation de manger à l'extérieur, ce qui peut mener à une alimentation compulsive. Pour combattre ce problème, vérifiez les restaurants que vous souhaiteriez essayer à l'avance.

Étudiez le menu à l'avance pour identifier les repas qui correspondent aux paramètres de votre rythme alimentaire. Sans gêne, appelez à l'avance et demandez si le restaurant peut vous préparer des repas hors menu pour la famille ou pour un évènement.

À destination, localisez un supermarché ou une épicerie. Si vous séjournez dans un studio ou un hôtel pendant plusieurs jours, oubliez les restaurants pour chaque repas. Ils sont onéreux sur la haute saison par exemple, et surveillez la fraîcheur des aliments.

Essayez d'avoir un logement avec un réfrigérateur, achetez certains de vos aliments nutritifs préférés qui s'emballent bien. Aussi, les sandwichs simples font d'excellents repas improvisés.

Si la perte de poids ou l'entretien est votre objectif, évitez les plats en sauces et à base de crème épaisse, optez pour tout ce qui est grillé, et le fin du fin, la cuisson verticale ou la graisse retombe, tout ce qui est à la vapeur aussi.

Si vous rendez visite à la famille, gardez simplement à l'esprit le principe fondamental de modération. Vous êtes en vacances, vous surveillez les calories inutiles, mais vous ne vous privez pas d'aliments agréables, justes un minimum de contrôle.

Il est facile de perdre la notion du temps et de sauter un repas en vacances. Cela peut sembler anodin, mais sauter un repas peut conduire à consommer trop de calories au prochain repas. Il est essentiel de contrôler votre faim, le mieux est d'emporter quelques-unes de vos collations préférées chaque fois que vous sortez.

Des petites collations équilibrées et peu caloriques toutes les 4 heures sont une alternative aux grosses fringales.

Il est facile en vacances de se déshydrater, il est facile de confondre soif et faim. Même la moindre déshydratation peut vous faire croire que vous avez besoin de nourriture alors qu'en réalité, vous n'avez besoin que d'un peu d'eau.

Une astuce simple, lorsque vous allez aux toilettes, surveillez votre urine. Si elle est jaune foncé ou ambre cela est typiquement un signe de déshydratation. Entre les repas, chaque fois que vous pourrez boire de l'eau quelque part, c'est une bonne opportunité !

Si vous n'allez pas vous entraîner en voyage, vous devez toujours garder votre équilibre énergétique « calories entrées et calories sorties », donc faites un effort pour incorporer l'activité physique dans votre routine quotidienne pendant vos vacances, comme marcher, nager, ou faire plus de visites touristiques.

## Les enfants/pré-adolescents/adolescents

Je vais simplifier et clarifier, car nous pourrions faire un ouvrage entier sur la formidable évolution, construction, des enfants dans les différentes phases, et pour notre sujet relevant des activités physiques et de découvertes (de soi, des interactions avec l'environnement).

D'une façon synthétique, l'enfance va de 11 mois à 11 ans dans des cycles progressifs du développement. Puis, nous avons la période subtile de « pré-adolescence » se situant aux alentours de 8 à 12 ans.

En effet, pour cette période, des enfants projettent une attitude d'adolescents sous des aspects encore puérils. Il est alors délicat d'adapter le bon comportement d'éducation (responsabilités, ou garder l'attitude infantile).

Et, vient l'adolescence, là encore, cette dernière variera plus tôt ou plus tard suivant l'enfant et d'où il se situe sur le plan hormonal. Donc, sur le plan psycho-sexuel, si l'on se place sur le discours des pédiatres, l'adolescence débutera dès les premières règles chez les filles (vers 12,5 ans), et les premières éjaculations chez les garçons (11-14 ans).

Attention, cela peut être très variable sur la question de précocité, suivant les ethnies par exemple, il est fréquent pour les Africaines, Afro-américaines, d'avoir les premières règles vers 9 ans !

Et pour ce qui est de la transition de passage vers l'âge adulte, accrochez-vous! Suivant les statistiques, une bonne fourchette de 14 à 24 ans. Les raisons sont nombreuses, indépendance, études, politiques sociales. Je me base sur les dernières recherches prétextant que la période d'adolescence est théoriquement restrictive (14-19 ans). Il ressort en fait que la puberté arrive beaucoup plus tôt (vers 10 ans), et l'entrée à l'âge adulte est retardée.

**Attitude et comportement**

Il n'y aura pas de lignes de conduite hasardeuses pour les activités sportives chez les enfants et adolescents, je vous donne si après quelques mots-clés à retenir pour la relation « parents vers enfants/adolescents »:

Écoute, Sécurité, Attention, Dialogues, Diversité (activités, alimentation, camaraderie), Récompenses (félicitations), Sommeil, Responsabilités (suivant stade de l'enfant), Amour (donner de l'affection sans étouffer l'enfant ou ado).

Pensez à voir régulièrement votre médecin et le kinésithérapeute, l'ostéopathe, pour ce qui est de l'attitude posturale de votre enfant, il faut le plus tôt possible détecter une éventuelle déviation de la colonne vertébrale (attitude scoliotique), dès la petite enfance, l'enfance et la pré-adolescence.

**Disciplines sportives**

Pour la tranche d'âge (7 à 14 ans), aucun sport ou activité de force, visant à protéger l'intégrité physique et de croissance de l'enfant ou de l'adolescent.

Toutes les activités gymniques avec sollicitation de l'appareil cardio-vasculaire sont excellentes, la pratique de plusieurs disciplines et donc de la découverte sera un excellent facteur de croissance sociale et d'adaptation.

Athlétisme, gymnastique (attention à la compétition), natation, hippisme, tous les sports d'équipes (foot, volley, handball, basket..), arts martiaux.

La musculation ne stoppe pas la croissance, c'est plutôt l'augmentation des risques par de mauvais comportements ou attitudes dans l'exercice lui-même.

Je conseille d'utiliser la musculation dite corrective ou de compensation, en complément d'une autre discipline, avec accord du médecin et son kinésithérapeute. On privilégiera les mouvements posturaux, muscles profonds de la colonne lombo-dorsale, visant à l'érection du rachis, toujours l'auto grandissement. On peut aussi être en endurance, sans aller vers la force pure.

Ce n'est qu'après 14 ans que l'on pourra adapter un entraînement dédié force et de masse musculaire avec supervision d'un professionnel digne du nom (préparateur physique, coach certifié en fitness et surtout musculation tout public).

Je me répète, s'il est prévu que la génétique d'une personne lui donne une taille de 1,80 m, la musculation ne contrariera en rien la nature, je vous parle d'aller du point A au point B, par le bon chemin, pas celui qui freine, au contraire (pas plus que le mythe de la natation qui fait grandir…).

**Matériel et accessoires, vêtements**

- Sécurité oblige, pour tous les accessoires et équipements dédiés pour chaque discipline
- Casques, coudières, genouillères, protection dorsale, gants, lunette de protection, coque génitale, protège-dents (VTT, bmx, roller en ligne, moto-cross, American football, boxe)
- Direction le podologue pour contrôle du pied et la bonne posture, c'est le point de départ de tout (via le souci de colonne vertébrale et cervicale), solution de semelles orthopédiques et/ou de chaussures et tennis adaptés au morphotype (pronation, supination du pied)
- Prévention des risques de commotions cérébrales, éduquez-vous et protégez-vous par le comportement à avoir sur ce problème souvent oublié et banalisé par un soi-disant « mal de tête », vous pouvez avoir eu une commotion grave à la tête sans avoir eu de choc direct en impact, si vous cumulez plusieurs épisodes sans avoir eu un repos et une période d'observation, les résultats à courts et longs termes sont catastrophiques.

**Alimentation**

En dehors de tout problème de santé déclaré par les médecins (diabète, obésité, allergies, trouble aménorrhée et hormonaux, etc.), c'est encore une fois dans la diversité et la variété, alimentaire, visant à alimenter le jeune sujet pour ses activités, sa croissance, l'énergétique de son sport.

L'enfant n'est pas un adulte en miniature, il sera assujetti à beaucoup plus de perte hydrique et en déficit d'apport calorique. Cela peut conduire à un surpoids ou une diminution importante à surveiller.

En général, l'enfant sportif, assimile bien l'apport glucidique, mais il faudra contrôler que les sucres raffinés (rapides, blanc, boissons) ne prennent pas le dessus sur les bons féculents. Cela variera selon le sport, il faudra prévoir environ de 4 à 10 g/kg de poids corporel.

Pour les protéines, si l'alimentation est variée, 0.95 g/kg de poids de corps suffiront pour les deux plus gros repas.

Pour les lipides, les acides gras insaturés (huile olive, oléagineux, poissons gras) manquent le plus souvent au détriment des mauvais gras. Essayez de varier pour les oméga 3 et 6 (environ 2g et 10g journaliers).

L'apport en calcium est très important, ce minéral est de première importance pour la matrice osseuse du jeune et de son capital calcique à vie !

Donc, oui aux produits laitiers (3 à 5 jours) divers apportant journellement 1 200 mg de calcium, sortez le plus souvent au soleil, pour capter la vitamine D, sinon pensez à joindre cette supplémentation.

Le fer est nécessaire, il sera couvert par l'alimentation, faites attention au sodium, le sel n'est pas un souci, mais il peut influencer un bon comportement ultérieur (hypertension).

Veillez aussi à avoir assez de vitamine C par les fruits, jus de fruits, compotes si l'alimentation avec les légumes laisse à désirer.

Et bien sûr, l'EAU ! Toujours et encore, pour l'enfant, environ 1l journalier, plus un nouveau litre et plus suivant les heures de pratiques et entraînements.

## Deux situations particulières

### *Travail – mission – stage – formation*

Dans le contexte du travail, vous allez être amené probablement à être investi d'une mission, d'une période de formation, d'un contrat à signer, ou en séminaire pour une courte ou longue période.

Une fois encore, c'est votre capacité à prévoir, et à vous conditionner pour ladite période sur la question de l'organisation. Votre mental vous permettra de mieux gérer cette petite crise, afin de faire face au risque du manque d'activité physique.

Le premier conseil, si vous n'avez pas le choix de la période, vous avez toujours celui de votre organisation, vous vous devez de gérer vos émotions. Vous devez mentalement créer un schéma, une trame, un scénario de cette période, et de travailler sur la visualisation mentale et créatrice d'une journée type.

Il sera aisé de vous procurer le planning et horaire de votre journée professionnelle, de cette façon, vous aurez une vision plus globale pour pouvoir pratiquer votre entretien ou la continuité de vos plans personnels sur le physique et le mental.

Aussi, après les grandes lignes, il faut aller sur l'analytique et plus précisément sur les possibilités, elles seront étroitement liées aux lieux (environnement, ville, espaces verts, parc, montagne), au timing de la journée, si vous êtes seul ou accompagné de collègues. Sur une période donnée, peut-être allez-vous avoir des demi-journées *off* ?

« L'enfer c'est les autres ! », et oui ! Si le stage se passe avec des collègues, il sera délicat d'échapper aux soirées restaurants et *lounge* bar de l'hôtel. Toutefois, il est toujours possible de décliner poliment. Normalement, les gens devront comprendre que chacun peut avoir un minimum d'intimité, vous pourrez très bien doser en proposant de les rejoindre plus tard.

La gestion de votre stress passe maintenant par l'évacuation de celui-ci, en faisant votre jogging, votre méditation, vos pompes, votre Pilates ou yoga. Ce n'est pas un problème, puisque vous générez des endorphines (les mêmes que l'apéro alcoolisé) !, mais sans les inconvénients. Rien ne vous empêche de proposer au reste de votre équipe de vous suivre (dans votre pratique, à la salle de sport), cela unit les liens, une méthode très répandue outre-Atlantique. Je peux vous promettre que si vous marquez votre détermination, vos collègues suivront, sinon, c'est que du positif pour vous, on vous laissera tranquille !

Après, c'est à vous de voir si vous préférez ne pas encore les supporter, affirmez-vous, et dites : « On se voit dans 2h, je dois faire mon sport ! », vous pouvez être apprécié, ou pas par rapport à votre succès dans l'entreprise, peu importe, ce qui compte c'est le message que vous véhiculez et que cela soit cohérent.

Concrètement, si vous êtes à l'hôtel, vérifiez les matériels ou salles à disposition, il m'est arrivé à maintes reprises de demander à utiliser une salle de séminaires ou une pièce respirable en promettant de rester propre et respectueux des lieux.

Si l'environnement extérieur le permet par la présence de parc, infrastructures communales de remise en forme, sautez sur l'occasion. Puis dernier recours, votre chambre d'hôtel, vu que vous aurez pris votre corde à sauter et vos sangles de suspensions, encore possible !

Tout comme la comptabilité, le débit est égal au crédit, les emplois sont égaux aux ressources, ce qui implique que dans des cas extrêmes, il faudra faire jouer le système de compensation, il se peut que vous ayez que très peu de marges de manœuvre.

Si votre activité physique est quasi nulle, alors vous maintiendrez une hygiène alimentaire parfaite, coupez les féculents (sauf au petit déjeuner pour le bon départ glycogène-cerveau), légumes systématiques ou légumineuses avec poissons ou viandes blanches sans sauce. Vous mettrez de côté l'alcool, les sucres rapides, les desserts (sauf fromages maigres à pâtes blanches, chèvre par exemple), des fruits entre les repas, et 2,5 litres d'eau (tous liquides confondus), essayez de prendre votre thé détox et antioxydants.

## *La soirée bien arrosée de trop !*

Nous sommes humains, et la vie est remplie de petits plaisirs, justement, sans être dans l'excès nous pouvons profiter de saveurs et de nouvelles expériences gustatives.

Sur le plan des boissons alcoolisées, elles sont légion, et je dois dire que j'ai été moi-même surpris à maintes reprises sur des cocktails et autres mélanges. J'ai apprécié modérément des alcools, en présence de fruits, jus, sucres, plantes, là où je n'aurais pas pu boire par exemple une vodka ou un rhum blanc, brun ou autres...

Et c'est là tout le problème, les sucres ajoutés, la fraîcheur du cocktail, les gaz des tonics, pour un peu qu'il fasse une température très pesante, le mélange peut passer en arme de première catégorie !

Et, si vous êtes dans un état de fatigue physique, mentale, psychologique, de stress, et par conséquent, dans un mauvais moment, vous serez alors en présence d'un facteur aggravant. Votre fatigue de l'instant, ajoutée à une légère déshydratation de plusieurs heures, pourra booster les effets dévastateurs du ou des alcools ingérés.

Vous allez vous sentir bien sur le moment, voire très bien, pour un peu que vous ajoutiez quelques petits *appetizers* pour accompagner (salé, sucré), vous aurez de plus en plus soif, et l'alcool est là pour augmenter votre déshydratation.

Selon votre tempérament et votre capacité de résistance, qui peut être très relative, un jour un seul verre ne passera pas, un autre vous vous transformez en pompe à essence, et vous pourriez avoir l'effet d'une bombe à retardement !

Je pourrais comparer la situation à une crise boursière avec éclatement de la bulle ou non, je m'explique.

Quand on est en crise, on le sait, c'est immédiat, la bulle à éclater, dans notre cas, vos malaises sont présents et vont continuer d'augmenter jusqu'à un stade critique.

Puis vous avez le cas de bulle, qui n'éclate pas, et se dégonflera lentement avec un ressenti permanent du malaise. Pour nous, il s'agit d'un état nauséeux permanent, avec des pics de « je vais mieux, mais pas tant que ça ! », et ça repart et ça revient comme la marée.

Certains auront l'envie de vomir immédiatement, avec effets de déshydratation assurée, et les autres l'envie, mais sans pouvoir vomir. Tout le monde le vit de façon différente, avec ou sans nausées, vomissements, maux de tête type marteaux piqueurs (souvent le lendemain), en résumé, un sentiment de faiblesse vraiment pas plaisant.

Pour couronner le tout, vous cumulerez deux crises supplémentaires, la crise de foie et/ou la crise intestinale, bref, la totale.

Ce genre d'état et donc de crise peut durer variablement de 48 à 72h et plus avec le phénomène de déshydratation (et je ne parle même pas pour ceux qui ont un traitement médicamenteux...).

Il y aura plusieurs façons de gérer la crise, la première de se mettre au vert et d'attendre que cela passe, vraiment pas suffisante, cette solution est plus basée sur la ligne de conduite générale, sans faire la bêtise de recharger le lendemain par l'expression « Soigner le mal par le mal ».

Certains médicaments sans ordonnance ou avec pourront compenser et aider, c'est une voie envisageable, mais pas la seule. Je vous conseille la voie du bon sens, du naturel et certains remèdes de nos grands-mères.

**Les moyens naturels**

- Le plus important : boire beaucoup d'eau et autres liquides sains

Avant de vous coucher, buvez assez d'eau même si vous n'avez pas soif (1l en plusieurs fois), il faut absolument inverser le phénomène de déshydratation. Buvez un ou deux verres d'eau durant la nuit si vous êtes éveillé, puis au lever également.

Durant la journée, il faut recharger en électrolytes, avec des boissons sucrées de types isotoniques (pour l'endurance), mais attention, ne faites pas l'erreur de prendre des excitants comme la caféine, dans notre cas, elle augmente la diurèse, et donc votre déshydratation.

La recharge en fructose par les jus de fruits est conseillée avec apport de vitamine C (jus pressés).

Utilisez un bon thé au gingembre pour réguler le taux de sucre dans le sang, faites attention à ne pas laisser infuser trop longtemps votre thé, la molécule de théine est identique à la caféine et au chocolat (excitant et hausse de la diurèse).

**Les aliments nécessaires au rétablissement**

- Légumes verts, pommes de terre au four avec la peau, abricots secs, kiwis et bananes sont parfaits pour la recharge en potassium
- Pour un ensemble de vitamines, les céréales complètes, le pain noir (complet) et d'avoine, et biscuits de la même catégorie
- Le bouillon de poule enrichi en sel, potassium et minéraux, non agressif pour le bol intestinal
- Les asperges, riches en sels minéraux et acides aminés qui protègent le foie contre la toxicité

**Le sommeil et l'oxygénation**

J'assimile cette fameuse gueule de bois à un décalage horaire, et pour être vraiment opérationnel suite à « The Crise », comptez 2 types de récupération, à court terme (72h), puis complète à long terme (jusqu'à 7 jours selon l'individu).

Dormir, si vous êtes de repos, de jour comme de nuit, récupérez, c'est le deuxième facteur immédiat après l'eau, si vous ne le faites pas, vous décalez la crise !

Si vous vous sentez d'attaque, allez faire une petite marche au grand air pour oxygéner la cellule et le rétablissement. La pratique de votre sport n'est pas conseillée, vous risquez de faire perdurer la déshydratation et votre récupération.

Quelques médicaments (avis médical obligatoire) !

- L'ibuprofène est intéressant, il est un anti-inflammatoire non stéroïdien sans ordonnance, *a contrario*, évitez le paracétamol qui risquerait de vous faire une insuffisance hépatique (passe par le foie).
- Si vous êtes sensible aux irritations de l'estomac, optez pour un anti acidité et/ou un gastro résistant à base de carbonate de magnésium ou de calcium par exemple (avec conseils de votre médecin et pharmacien).
- Les complexes de poudres et cachets effervescents vous aideront à reprendre vos vitamines et minéraux, pour certain(e) s, attention aux irritations de l'estomac.

**Grand-mère et autres moyens naturels**

- La détox de l'organisme est nécessaire surtout dans ce cas, il y a la cure préventive quand on sait que l'on va abuser et être dans un « coma-biture-éthylique », l'artichaut sera conseillé pour l'occasion, on peut le manger, mais aussi en décoction avec du miel (à bouillir et à boire 5 fois par jour).

Utilisez le citron, l'acide citrique (avec son écorce) pour purifier votre système digestif et dégagez les toxines. Vous pouvez boire son jus directement, mais aussi le faire bouillir avec la peau sur une douzaine de minutes et boire tout le long de la journée (le top pour les maux de tête).

- Pour vos brûlures d'estomac, la racine de réglisse (décoction), la pomme de terre écrasée en jus, la fécule de maïs feront des miracles pour vos douleurs et aident à améliorer votre digestion.
- Enfin, pour les migraines, utilisez en tisane, la fleur de lavande est efficace, elle joue aussi un rôle bénéfique pour la régulation du sommeil.

# 14. Réflexions et synthèse

Nous aurions pu commencer dès le début de cet ouvrage, en présentant ce chapitre de synthèse.

Le maître mot de la société actuelle est stress, inquiétude, rentabilité et perte de temps, oubli de soi et du moment présent, la sédentarité, la création de nouveaux besoins superficiels à haute valeur technologique.

Le pire, dans tout cela, c'est que l'on arrive à nous convaincre d'avoir ces nouveaux besoins, le plus risible, c'est que la société veut nous apporter du bien-être par un confort très relatif, basé une vision étroite et dogmatique du bien et du mal !

Notre souci est de faire face à un système corrompu sur le plan de la qualité, rien que pour l'alimentation, je vous défie d'avoir dans votre panier de courses, des aliments sans traces de pesticides, d'acides gras trans, du vrai bio à 100%.

Faire son jogging avec un air pur en plaine devient délicat (maladies pulmonaires, particules fines des véhicules, gaz carbonique).

La seule clé est la prise de conscience, sans l'idée et la pensée que l'on peut entendre : « Mais qu'est-ce que je peux y faire de toute façon ! » Seuls votre comportement de prévention et vos attitudes vont pouvoir permettre une réelle compensation pour votre santé.

Retenez que le sucre est partout pour créer des dépendances à tous les produits commerciaux, tout comme le pétrole. L'or noir n'est pas près de s'arrêter, pétrole dans l'alimentation et certains conservateurs, produits plastiques, votre magnifique voiture électrique avec batterie au lithium (recyclage ?), et sa jolie carrosserie, sa peinture, ses polyesters, ses pneus, gorgés de pétrole.

Donc, si vous ne vous êtes pas pris en charge pour être optimum sur votre santé, par et pour le bien-être, la gestion des différents stress sociétaux sera délicate.

Votre santé est votre meilleur capital, bien avant l'argent ! Apprenez à vivre librement avec ce dernier, mais pas pour lui, personnellement. J'aime l'argent pour une partie de la liberté qu'il m'apporte, mais si j'ai demain un cancer important, ce n'est pas lui qui vous aidera, ou que très peu, vous serez tributaire de la compétence des spécialistes, et de votre force vitale !

C'est pourquoi il est judicieux d'avoir les connaissances et bases nécessaires, en ayant une motivation stable, des objectifs clairs, et de savoir reconnaître les pièges qui pourraient vous emmener vers l'échec et l'abandon.

Je vous emmène dans un cheminement personnel, mais qui a fait ses preuves, mon premier intérêt est que vous ayez les clés de votre réussite, il s'agit de la vôtre, et seulement la vôtre.

En effet, nous sommes confrontés à un moment donné de notre vie, à des moments de solitude nécessaires, qui feront que nous serons notre propre barrière, ou notre propre solution à nos problèmes.

Il est impératif que nous nous donnions les moyens de trouver les solutions, avoir un bon entourage, de bons conseils, nous permettrons si nous sommes bien à l'écoute de définir quelle sera la meilleure voie à prendre pour solutionner ce problème.

C'est tout l'intérêt d'un bon entourage, car vous aurez toujours les éléments positifs, et les personnes négatives qui seront un frein par leur approche et leur vision simple ou inadaptée.

Certains proches, non pas conscience de leur propre vision étroite, fermée, et de ce que cela peut impliquer sur vous en termes négatifs. Même vous, vous pourriez ne pas vous rendre compte de l'inefficacité de la personne, tout simplement parce que vous souhaitez, soit lui faire plaisir, soit parce que sa motivation est réellement sincère et que vous y croyez.

Vous vous devez de prendre impérativement le positif autour de vous pour votre réussite, que ce soit sportif ou pour tout autre sujet. Les gens ont cette tendance à reporter sur vous, ce qu'eux-mêmes ne sont pas capables de faire, face à un problème, or c'est une grosse erreur puisque nous gérons tous de façons différentes, le stress, une problématique, et notre volonté a trouvé la meilleure voie possible.

Vous devez vraiment devenir un expert de vous-même ! Si vous êtes à votre écoute, vous savez forcément ce qui est bon pour vous, et vous serez à même de détecter quelle personne est plus bénéfique pour votre programme d'entretien ou de la période concernée.

Bien sûr, il y a une façon habile d'approcher le problème, sans vexer son entourage, le mieux dans certains cas est de ne pas parler de vos objectifs à certaines personnes, pour que celle-ci ne vous questionne pas constamment sur les grandes interrogations du type : « alors où en es-tu ? As-tu réalisé ton objectif ? »

Vous le voyez dans le regard des gens, quand ils ne vous captent pas, malgré leur bonne volonté à essayer de vous comprendre et en toute sincérité ! Il va vous sembler que je suis un peu lourd sur la question, que je reviens à plusieurs reprises sur le sujet du rapport à l'autre, cela est légitime, puisqu'il s'agit d'un frein conséquent à votre réussite qu'il ne faudra surtout pas négliger.

C'est pourquoi, avoir recours à un professionnel, que ce soit sur une courte ou longue période sera la meilleure solution pour vous.

Toutefois, si vous êtes en possession de bonnes connaissances de vous-même, de votre physiologie, si vous avez un vécu sportif, avec une bonne confiance en vous, il sera aisé de vous documenter sur le nouveau comportement à prendre (théorique et technique), dans une pratique que vous connaissez ou une discipline qui est accessible pour vous.

**Le cap à suivre**

Ou encore, le processus que je dois suivre pour arriver à mes fins !

- Une vision claire et réalisable de votre objectif, puis définir des micros objectifs eux-mêmes accessibles
- Être progressif et régulier
- Renforcer sa motivation par de petits succès répétés
- Une alimentation ciblée sans tomber dans le régime strict (moins en quantité/ + en qualité)
- Privilégiez l'intensité dans les séances avec un échauffement préalable obligatoire
- Basez-vous sur le « focus », la concentration et la parfaite exécution des exercices
- Écoutez votre corps et apprenez de lui, dans et hors exercices et par la méditation
- Surprenez votre corps en alternant l'intensité et des régimes de contractions pour progresser encore plus
- Ne sous-estimez pas le facteur récupération (entre les séances et le sommeil)
- Hydratez-vous impérativement (boire avant de se coucher, au lever, beaucoup entre les repas, peu pendant le repas, petites gorgées dans la séance)

Et quand l'objectif est atteint, vous pourrez décider de le maintenir, ce qui est un challenge, ou bien de monter le niveau, ou encore de changer du tout au tout, comme une nouvelle activité sportive ou autre, en complément de votre nouveau « MOI ».

N'hésitez pas à redéfinir votre objectif de départ, il faut apprendre de ses erreurs, c'est positif et constructif, donc un mauvais choix, ou avoir monté la barre trop haute n'est pas négatif, c'est un réajustement positif, faites-le, et ne culpabilisez pas, tout est constructif !

**Vous êtes déjà riche !**

J'aime beaucoup l'approche du bouddhisme qui est une pratique philosophique dirigée vers la bienveillance, la tolérance, le respect de la vie sur le plan universel, elle intègre aussi la notion de souffrance, sa compréhension, et la fin de celle-ci !

Personnellement, j'adhère complètement et je respecte, cependant dans le cadre de notre bien-être et de l'ouvrage, en cherchant l'optimisation, avec du recul, Bouddha aurait tendance à nous retirer ce qui est inutile, en partie c'est vrai !

En substance, vous serez plus dans la restriction, puisque vous cherchez à vous dépasser physiquement, psychologiquement, mais aussi sur d'autres domaines, c'est tout l'intérêt de mon concept de bien-être et de bonheur en accédant à d'autres plaisirs constructifs pour l'individu.

En fait, le bonheur dans la société avec l'activité sport et de ses résultats positifs sera vraiment optimal par une attitude stoïque !

En ayant une vision et une approche de philosophie stoïcienne, vous aurez à coup sûr la meilleure approche possible dans le monde moderne. L'idée est de ne pas devenir tributaire de son désir, de son envie, pour éviter d'être dans une insatisfaction permanente.

Vous aurez conscience de pouvoir atteindre des objectifs, tout en cherchant à aller plus loin, mais surtout, se féliciter de ce que vous avez déjà (physique, matériel, rapports humains), et il n'y a aucun frein à se réaliser et à progresser sur tous les plans.

Pour conclure « stoïquement », appréciez votre santé, l'amélioration de celle-ci et félicitez-vous de pouvoir gérer bien mieux les autres sphères de la vie moderne, par l'optimisation volontaire de votre condition physique, mentale et affective.

Je souhaite vraiment avoir pu vous sensibiliser dans le désir de vous donner ce déclic qui m'a tellement apporté dans ma vie personnelle et professionnelle, être heureux, en pleine possession de ses moyens et pour le très long terme !

À très bientôt
Steve VEINS

Cet ouvrage vous a été utile !
N'hésitez pas à en parler à vos proches, sur votre instagram, facebook ou votre blog, ou bien un avis sincère sur votre plateforme d'achat en ligne.

## JOINDRE L'AUTEUR

Courriel: veinssteve@gmail.com

Facebook : @auteursteveveins

Création de couverture et mise en page : Aurore Guerguerian
Photo de la couverture : © Fotolia -Pixabay - Pexel

Dépôt légal : Juillet 2018

Achevé d'imprimer sur les presses de l'imprimerie Amazon (Etats-Unis)

Printed by Amazon Italia Logistica S.r.l.
Torrazza Piemonte (TO), Italy

13600385R00167